はじめに

　あなたが勤務している診療所では，1日に何枚くらいX線写真を撮影していますか？ また，1日何回くらいシャーカステンやモニター上のX線写真を確認したり，X線写真を用いて患者さんに説明を行ったり，歯科医師やほかのスタッフと意見を交わすことがあるでしょう？ おそらく，"今日は1回もX線写真を見なかった"という日は皆無ではないかと思います．それほど，X線写真は，私たちの臨床に浸透した，欠かせない画像診断ツールとして幅広く活用されています．

　X線写真は，元来三次元のものを二次元で投影させたものであるため，ほかの診査を併用し，自らの知識や経験から的確な情報を読み取る技量が問われます．三次元像であるCT写真でさえ，炎症の強弱や範囲，組織の回復力，骨欠損の原因といったものを教えてくれるわけではないため，それ相応の情報収集能力が必要になるのです．

　私が歯科臨床を始めたころ，「デンタルX線写真を1枚見れば，その人の臨床の質や姿勢がわかる」とよく先輩歯科医師に言われました．たしかに，規格性のあるX線写真が多くのことを教えてくれることを，臨床経験を積むにつれて実感しています．

　現在，私たちは，アナログ（フィルム）とデジタルが混在する過渡期の現場に身を置いています．「画質」のアナログか，「利便性」のデジタルか，ということもよく話題に上ります．最近では，デジタルX線写真の画質もすこしずつアナログX線写真に近づいてきています．将来的には，口腔内写真同様，そのほとんどがデジタルに移行する日も近いのかもしれません．いずれにせよ，X線写真1枚1枚にこだわりをもった臨床を目指し，継続していきたいものです．

　本別冊の編集にあたり，それぞれのテーマに関して一家言おもちの経験豊かな方々に執筆をお願いすることができました．Chapter 1では，そもそもX線とは何なのか，X線が写る原理やどのようなX線像が望まれるのかといった基本的な事項について，Chapter 2では，撮影法や現像，管理に至るまで一連の流れをステップごとに詳細に，Chapter 3では，臨床で遭遇するさまざまな事象におけるX線写真読み取りのポイントをご解説いただきました．また，Chapter 4では，臨床の第一線で活躍される歯科衛生士の方々に，X線写真の活用法を症例を通してご提示いただきました．

　周知のとおり，"歯科医院過剰時代"といわれる現在は，患者さんが歯科医院を選ぶ時代です．きれいで説得力のあるX線写真は，患者さんの理解を深め，信頼を得て，患者さんを医院に惹きつける材料としておおいに活用できるものだと考えます．

　本書を手にされた歯科衛生士の皆様の，明日からの歯科臨床にすこしでも効果的にお役立ていただければ幸いです．

2011年4月

編者代表・栃原秀紀

本書は『月刊デンタルハイジーン別冊 歯科衛生士のための X 線写真パーフェクト BOOK これでカンペキ！ 撮影補助＆臨床応用』（2011 年発行）を底本に，書籍として発行したものです．

CONTENTS

Chapter 4　歯科衛生士によるX線写真の活用　　　91

Page Design●公和図書デザイン室
Illustration●公和図書デザイン室, TDL

Chapter

1

知っておこう！
X線写真の基礎知識

X線写真撮影における歯科衛生士の役割って？

X線写真を撮影する意義は？ X線写真が写る

しくみはどうなっているの？

本章では，歯科衛生士がX線写真を活用するた

めの基礎知識を解説します．

1 X線写真撮影での 歯科衛生士の役割

静岡県浜松市・くまがい歯科クリニック
熊谷真一（歯科医師）

放射線って怖い？

私たちの身近にあって見えない，聞こえない，感じない，におわないものは何でしょう？　答えは「放射線」です．私たちは自然放射線に取り囲まれて生きています．宇宙からはつねに放射線が地球に降り注いでおり，地球上には「放射性同位元素」という放射線を放出する物質が存在しています．大地や大気中に含まれる放射性同位元素は，食物や呼吸を通じて私たち人間の身体のなかにも取り込まれます（図1）．

「放射線」という言葉は，ニュースなどで原子力発電所の事故や核問題に関連して耳にすることも多く，"怖いもの"と考えている人が多いのではないかと思います．では，なぜ"怖い"と感じてしまうのでしょうか？　放射線は目に見えず，気づくことができません．また，多量に浴びると身体に重大な障害を与えます．見えないもの，わからないものに対する不安や恐怖は，人間ならば感じて当たり前です．しかし，必要以上に恐怖感をもってしまうのも問題です．物理学者であり文学者でもあった寺田寅彦先生の言葉が，放射線に対する私たちの姿勢を示唆してくれています．

　ものを怖がらな過ぎたり
　怖がり過ぎたりすることはやさしいが，
　正当に怖がることはなかなかむつかしい

放射線を正当に怖がるためにも，放射線について正しい知識をもち，"正しく怖がる"ことが必

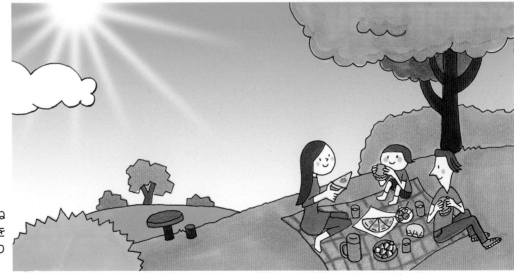

図1
放射線は，宇宙からはつねに降り注ぎ，食物や呼吸を通じて身体のなかにも取り込まれている

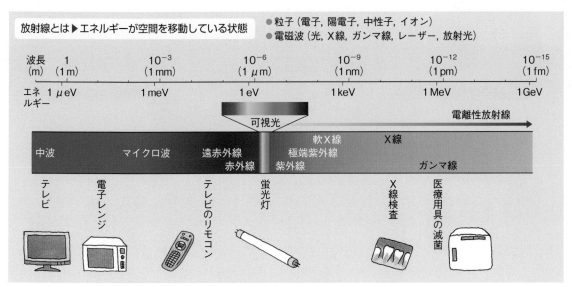

図2　放射線とは，広い意味では、すべての電磁波および粒子線をさす．一般的には，物質を通過するときに原子や分子をイオン化させる能力がある「電離放射線」のことを「放射線」とよんでいる[1]

要です．

放射線とX線

　では，放射線とはどのようなものなのでしょうか？ 広い意味では，放射線は，すべての電磁波および粒子線のことをさします（図2）．つまり，蛍光灯の光も広い意味では放射線なのです．一般的には，物質を通過するときに原子や分子をイオン化させる能力がある「電離放射線」のことを放射線とよんでいます．私たちが診療室で接しているX線は，可視光線と同じ電磁波という光の波の仲間であり，波長が短くエネルギーが大きく，原子や分子を電離する力をもつため電離放射線に属する，ということになります．

　さて，そのX線を用いて得られるX線写真は，日常臨床で頻繁に目にしているため，その重要性を認識しにくいかもしれません．しかし，X線写真がなかったら現在の医療は成り立たないといっても過言ではありません．医療のなかで，これほどまでにX線，放射線が利用されているにもか

わらず，放射線について正しく理解している歯科医療関係者は少ないのではないでしょうか．

　歯科衛生士の皆さんも，本書を機にX線写真の基本をマスターし，経過観察や院内ミーティングでの利用，患者さんへの説明など，歯科衛生士業務の範囲内でX線写真を積極的に活用してほしいと思います．

X線写真撮影の前に……

　歯科領域のX線写真は，診断や治療を行ううえで，また経過観察においても特に重要な役割をはたします．齲蝕や歯周病などの疾患の多くは，症状や既往を聞き（問診），目で見た（視診）だけでは，大まかな原因を予測することしかできません．このようなときに，X線写真を用いて，見えない病変の大きさや広がりを観察することで診断を確実にし，治療方針に結びつけることができます．また，X線写真は，「現在」の状態を示すだけでなく，これまでの処置や経過などの「過去」の情報を教えてくれる資料となり，さらには口腔

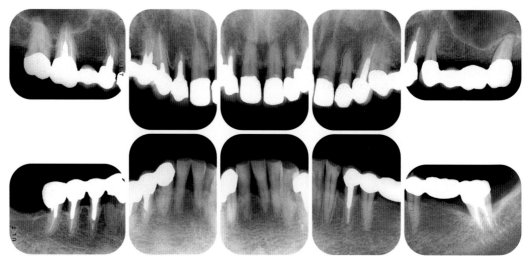

図3　正しく処理されたX線写真は，驚くほどの情報量をもっている

内の「未来」を予測するために，日常臨床のなかで簡単に手にすることのできる数少ない客観的な情報源なのです．

　しかしながら，資料（情報）としての価値を十分に活かすためには，診断できるレベルのX線写真を日常的に手に入れなければなりません．また歯周病のような慢性疾患をターゲットにする場合は，経過観察に耐えうる規格性をもって撮影し，適切に保存することが必要不可欠です．このようなことから「X線写真を見れば，その医院のレベルが推測できる」といわれています．X線写真はその医院の臨床姿勢を映す鏡なのです．そして，X線写真撮影技術向上と維持には歯科衛生士の協力が欠かせません．

　毎日何気なく見ているX線写真をもう一度確認してみてください．どこかに不備はありませんか？　正しく処理されたX線写真の画像は，驚くほどの情報量をもっています（図3）．ところが，その画像は数値ではないため，情報を読み取るためには相応の知識と観察力が必要です．まずはX線写真の正常像を理解し，異常像と比較できなければ何を見てよいのかわかりません．また，個人個人の観察力の違いによっても得られる

情報量に差が生じます．観察力をつけるためには，ある程度の経験と研鑽が必要です．

健康を守る "4つの眼"

　X線写真は，主として歯や歯槽骨などの硬組織の状態を写し出します．口腔内に生じる疾患の多くは，歯，骨に関与しているため，X線写真による検査は欠かせません．X線写真を観察する際には，歯科医師の2つの眼だけでなく，歯科衛生士の眼も交えた "4つの眼" で，異常像や病変を確認したり，変化を発見したりすることが，患者さんの口腔内を守り，健康に貢献することにつながるのです（図4）．

　X線検査の目的は，大きく「診断（病態の把握）」「確認」「経過観察」の3つに分けて考えることができます．「診断」としては，その病態がどのようなものであるか把握するために，問診や各種の検査で仮説を立て，X線写真とほかの情報と照合しながら歯科医師が診断します．必要な情報が手に入れられるよう，撮影方法や撮影範囲を選択する必要があり，歯科衛生士もそれを正しく理解しなければなりません．スクリーニング検査と

してX線写真を撮影することもあり，4つの眼で確認することで見落としをなくさなければなりません．

「確認」としては，根管長測定，根管充填材の確認などがあげられます．根管長測定の際はファイルを根管内に挿入したまま撮影したり，偏心投影が必要となったりするため，その位置づけを行う歯科衛生士の役割は重要です．また，難治性の根尖病変の場合，治療期間が長くなるうえに多くの枚数のX線写真を撮影するため，撮影の理由と安全性を十分に理解し，患者さんにも説明できなければなりません．

また，歯周病や根尖病変などの慢性的な疾患で，経時的に回復，あるいは悪化する可能性がある場合，「経過観察」のためのX線写真が必要となります．そのため，経過観察に耐えられるだけの規格性，保存性を確立しておかなければなりません．そしてそれぞれの場面で撮影したX線写真を見て，状態を理解できる力が必要です．

放射線診療従事者として

歯科衛生士は歯科予防処置，歯科保健指導，歯科診療の補助を行いますが，X線撮影を行うことはできません．

診療用放射性同位元素またはX線装置などの取り扱い，管理またはこれに付随する業務に従事し管理区域に立ち入る者は「放射線診療従事者」と定義されます．具体的には，放射線診療に従事する歯科医師，放射線診療技師，看護師，准看護師，歯科衛生士がこれに該当し，被曝管理の対象にもなります．歯科衛生士はX線検査の補助を行うことができますが，タイマスイッチを押すことはできません．X線写真撮影関連する法令を**表**にまとめます．

歯科衛生士は，放射線診療従事者として患者さ

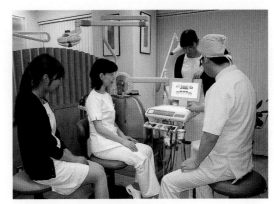

図4 "4つの眼"でX線写真を見よう！

んへの説明，被曝への配慮，X線管理区域への導入，フィルムの位置づけ，現像，管理など，さまざまな役割を担っています．X線写真撮影は患者さんの被曝というリスクがついてまわります．失敗することのないよう細心の注意を払い，基本的な知識をしっかり身につけることが必要不可欠です．また，患者さんに対する問診も大切です．妊娠中の方や，X線に対する過剰な恐怖，漠然とした不安をもつ患者さんに対して，安心できる言葉をかけ，また，患者さんの立場に立って担当医と相談し，検査方法を変更することなども大切な仕事となります．

コンプライアンスを考える

最近，「コンプライアンス」という用語をよく見かけたり，耳にしたりするようになりました．コンプライアンスは，直訳すると「(何かに) 応じること・従うこと・守ること」を意味し，日本語ではしばしば「法令遵守」と訳されます．医療においてのコンプライアンスは，1970年ごろから用いられていたようです．当初は医薬品の服薬遵守を意味する用語として用いられました．その後，「医師や保健医療従事者のアドバイスに患者さんが従う行動の程度」という，どちらかというと専門家からの視点で用いられていたようです．

表　歯科衛生士がかかわるX線写真撮影に関する法令

医療法	放射線診療従事者等（エックス線装置、診療用高エネルギー放射線発生装置、診療用放射線照射装置、診療用放射線照射器具、放射性同位元素装備診療機器又は診療用放射性同位元素（以下この項において「エックス線装置等」という。）の取扱い、管理又はこれに付随する業務に従事する者であつて管理区域に立ち入るものをいう。以下同じ。）が被ばくする線量が第30条の27に定める実効線量限度及び等価線量限度を超えないようにしなければならない。 ——医療法施行規則第30条の18より抜粋
労働安全衛生法（電離放射線障害防止規則）	職場における労働者の安全と健康を確保するとともに、快適な職場環境の形成を促進する。
診療放射線技師法	（禁止行為） 第24条　医師、歯科医師又は診療放射線技師でなければ、第2条第2項に規定する業をしてはならない。 　第2条　この法律で『放射線』とは、次に掲げる電磁波又は粒子線をいう。 　（1）アルファ線及びベータ線 　（2）ガンマ線 　（3）100万電子ボルト以上のエネルギーを有する電子線 　（4）エックス線 　（5）その他政令で定める電磁波又は粒子線 2　この法律で『診療放射線技師』とは、厚生労働大臣の免許を受けて、医師又は歯科医師の指示の下に、放射線を人体に対して照射（撮影を含み、照射機器又は放射性同位元素（その化合物及び放射性同位元素又はその化合物の含有物を含む。）を人体内にそう入して行なうものを除く。）することを業とする者をいう。

医師・歯科医師・診療放射線技師でなければ，放射線の照射は認められていない．また，医療法，労働安全衛生法においても，放射線の安全な取り扱いが定められている

　しかし，最近ではコンプライアンスという用語は，消費者からの視点で用いられています．たとえば，企業の存在には利益の追求だけでなく，食品メーカーであれば「安全な食品を供給してほしい」，放送局であれば「歪曲のない良質な番組を流してほしい」など，社会からの潜在的な要請があります．法令はつねに最新の社会の実情を反映できているわけでなく，司法もまた万能ではありません．したがって，単に法令の遵守ということではなく，社会からの要請に応えることこそがコンプライアンスの本質となってきました．

　たしかに倫理性や誠実さのない行為は，いくら法令を遵守していてもコンプライアンス違反として社会からの信用を失います．その視点の主体は消費者，社会であり，企業は法令遵守のみならず，社会的要請に応え，倫理を守り，誠実さをもって対応しなければなりません．

　医療機関は社会に対して企業以上に法令を遵守し，倫理的で人道的であることが求められています．医療法も社会からの要請で，医療安全管理の義務化や医療従事者の資質の向上などの改定がなされました．医療におけるコンプライアンスの意味は，“法令を遵守し，患者の立場になって考え行動すること”と捉えるとよいのではないでしょうか．私たち歯科医師も歯科衛生士も，コンプライアンスの本質を理解し，みずから考え，行動する時期がきています．そのためにも，歯科衛生士もみずからの役割を理解し，法律上許される範囲でX線写真撮影にかかわり，臨床に活用していくことが必要ではないでしょうか．

◉ 参考文献
1）東嶋和子：放射線利用の基礎知識．講談社ブルーバックス，東京，2006．
2）大朏博善：本当は怖いだけじゃない放射線の話．ワック，東京，2002．
3）大西正夫：放射線医療 CT診断から緩和ケアまで．中央公論新社，東京，2009．
4）全国歯科衛生士教育協議会：歯科放射線．医歯薬出版，2009．

2 規格性をもったX線写真を撮影する意味

熊本市・栃原歯科医院
栃原秀紀（歯科医師）

よいX線写真を得るために

臨床の場でX線写真を撮影するにあたっては，"よりよい写真""よりきれいな写真""たくさんの情報を得られる写真"を得たいわけです．それでは，歯科臨床でいう「よいX線写真」とはどのようなものでしょうか？

教科書的にいうと，

①黒化度（写真の黒さ）が適切であること

②コントラスト（部位による黒化度の違い・メリハリ）が適切であること

③位置づけが適切であること

④画像が鮮明であること

ということになります（図1）．非常に抽象的な表現ですが，X線写真撮影時の条件と現像などの写真処理の条件が両者とも揃わないと，「よいX線写真」は得られません．1枚のデンタル写真は，実はその画像が完成するまでに数多くの要素が積み重なってできています（Chapter 2 参照）．そのため，フィルムの選択から保存に至るまで，一つひとつの要素に細かく気を配りながら，手を抜くことなく行う必要があります．つまり，これらに携わる歯科衛生士のこだわりが，X線写真の質に直結しているのです．

それでは，なぜ私たちはX線写真を撮影するのでしょうか？ それには次の3つの理由が考えられます．

①診査・診断を正確に行うため

②経過観察をし，自身の臨床の評価をするため

③患者さんに説明し理解を得るため

しかし，これらの目的をはたすためには，規格性が高く，鮮明なX線写真を撮影することが必要となるのです．

規格性をもったX線写真を得る意義①
─正確な診査・診断

X線写真撮影の第一義は，やはり正確な診査・診断を行うことにあるのではないかと思います．適切に撮影されたX線写真は，その情報量の多さからいっても非常に重要です．しかし，X線写真はあくまで診断をしていくうえでの1つの要素であると考えたほうがよいでしょう．

たとえば，患者さんが初診で来院されたとき，診療室に入るなりすぐX線写真撮影をすることはないと思います．まずは主訴を訊き，既往歴をはじめとする問診を十分行ったうえで，主訴に応

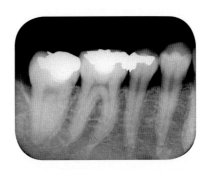

図1　適切に撮影されたデンタルX線写真

● 正確な診査・診断

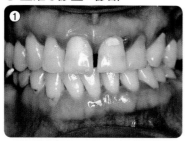
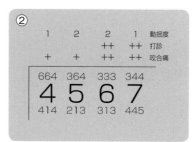
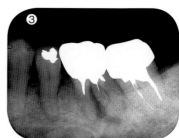
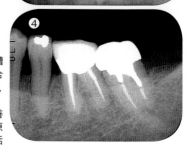

	1	2	2	1	動揺度
			++	++	打診
	+	+	++	++	咬合痛
	664	364	333	344	
	4	5	6	7	
	414	213	313	445	

図2　初診時，50歳，女性（1996.10.）
①初診時の正面観．主訴は，歯肉出血と下顎左側臼歯部の咬合痛
②同下顎左側臼歯部のプロービングチャート
③同下顎左側臼歯部のX線写真．咬合痛の原因は 6 であることがわかったが，45 の歯槽
　硬線の喪失，歯根膜腔の拡大，骨梁不均一と不透過像，舌側の PPD の増加などから咬合
　性外傷を伴った歯周炎と診断．感染根管治療を行い，その後歯周基本治療，咬合調整，
　矯正治療を行った．
④メインテナンス移行後13年．BOP はなく，PPD はすべて2mm以内，根分岐部病変も改善
　した．骨梁も均一化し，歯槽硬線，歯根膜腔も安定している．経過から考えると 6 の原
　因は根尖病変由来であったことがわかる．このように，他の資料を併用して X線写真を活
　用することで正確な診断が可能になる

● 臨床の評価

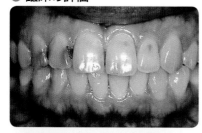

図3　初診時24歳，女性（1998.9.）
インレー脱離と右上前歯部のレジン充填の変色を主訴に来院．下顎左右大臼歯部
（76，67）に根尖病変が存在したために根管治療を行った

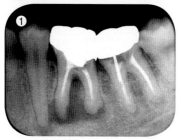
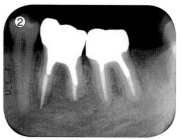

図4　X線写真の変化（下顎左側臼歯部）
①初診時（1998.9.），②2002年8月，③2009年6月．67 の根尖部透過像はほぼ消失し，周囲の骨梁も均一化してきている

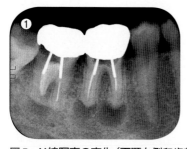
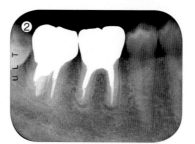
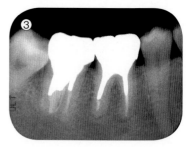

図5　X線写真の変化（下顎右側臼歯部）
①初診時（1998.9.），②2002年8月，③2009年6月．76 も同様に透過像が縮小傾向にあるが，③では透過像が完全に消失しておら
ず，再発も疑われる．根管治療だけにとどまらず，規格性をもった X線を撮影し，経過観察を行うことの意義は大きい

● X線写真における経過の観察

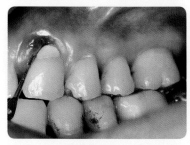

図6-1 図2の患者さんの左側側方面観 (1996. 10.)

|3 はプロービングデプスも深く，動揺度は2度で，腫脹を繰り返していた

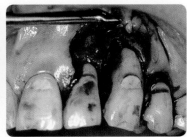

図6-2 基本治療後 (1997.5.)

|3 に歯周外科治療を行った. 近心頬側の深部に歯石, 2壁性の骨縁下欠損が認められた

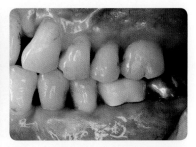

図6-3 初診から13年後の左側側方面観 (2009.4.)

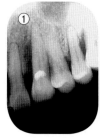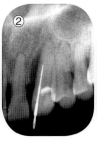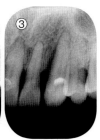

図7 |3 のX線写真での変化

①初診から3カ月後（1997.1.），②初診から4カ月後（1997.2.），③歯周外科治療後7カ月（1998.12.），④歯周外科治療後2年（2000.6.），⑤歯周外科治療後7年（2005.1.），⑥歯周外科治療後11年（2009.4.）

|3 には2壁性の骨欠損がある. 再生療法などは行っておらず長い上皮性付着で経過していると思われる

じた診査（打診やプロービング，動揺度，咬合診査など）を行い，必要に応じてX線写真の撮影を行うことになります．そして，すべてを総合的に鑑みて，主訴の原因を見極めなければなりません（図2）．

また，X線写真は，ある時点での口腔内の状態を二次元的に投影したにすぎません．しかし，そのほかの診査項目と総合して考えることで，情報に立体的な幅をもたせ，より適切な診断に結びつけることが可能になります．そのときに100%わからなくとも，治療行っていく過程で，あるいは経過を観察することでわかってくることもたくさんあるため，経過のなかでX線写真を撮影し，振り返ることもとても重要です．

規格性をもったX線写真を得る意義② —経過観察・自身の臨床の評価

たとえば大学病院の医師などの場合は，自分が治療した患者さんを剖検したり，治療後の検査値

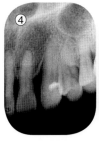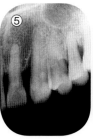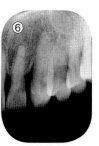

の変動をみれば，自分の診断や治療の成否をおおよそ判断することができます．しかし，歯科の治療では剖検というわけにはいきませんし，現在のところ，治療成果を的確に数値化することは難しいと思います．それにとってかわるものとして，歯科臨床では，「経過観察」があると考えています．数年あるいは数十年と経過する過程をX線写真等の資料を用いて観察していくことで，自分自身の臨床の結果や正当性を知ることができるのです（図3～7）．

私の診療室では，「患者さんを健康で快適な状態に導いて，その状態をなるべく長く維持・管理していけること」を目標としています（もちろん，

● 患者さんへの説明

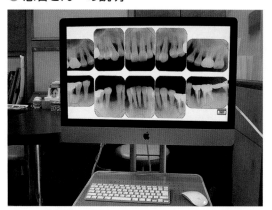

図8　規格性のあるX線写真を得ることで，患者さんへの説明が容易となる
当院では，27 インチの画面でX線写真を拡大して見ていただいている．拡大に耐えうるX線写真が望まれる

そのほとんどは患者さん自身の治癒力と努力によるところが大きいのですが……）．そのためには，X線写真，口腔内写真，歯周組織検査などの診療記録は不可欠なものであり，これまでの臨床経験から，特に 10 枚法もしくは 14 枚法のX線写真の必要性を強く感じています．

X線写真を用いて経過観察を行ううえでは，その「規格性」が非常に大切です．つまり経時的な変化をみる場合，以前撮影したX線写真と撮影部位があまりに違うX線写真では比較ができないのです．しかし，デンタルX線写真の場合，矯正治療で撮影する頭部X線規格写真（セファログラム）のようにイヤーロッドを介して頭部をしっかりと固定して撮影するわけにはいきません．あまりに"動く"部分が多いために規格性を得ることは難しいと考えがちですが，①位置づけが同じであること，②アングル・フィルムに対する主線の方向が同じであること，③画像の黒化度とコントラスト，鮮鋭度が同じであること，④現像処理の条件が同じであることなどの条件を揃えれば，規格性のあるX線写真を得ることは不可能ではありません（Chapter 2-2〜4 参照）．

規格性をもったX線写真を得る意義③ ──患者さんへの説明

当院では，初診時または主訴が解決した後に，患者さんに了解を得て，デンタルX線写真を撮影しています．また，口腔内写真や歯周組織検査結果などの資料も用いて，口腔内の現状や治療計画を説明する時間を設け，患者さんに処置方針や治療内容を納得していただけるように努力しています（図8）．そして，治療後にも必ずX線写真を撮影し，治療の結果を術前のX線写真と比較しながら説明し，現状を維持するためのメインテナンス・SPT の重要性を説明しています．

また，メインテナンス・SPT 移行後も，定期的にX線写真を撮影し，その結果を患者さんに報告しています．これは，私が診療を始めて間もないころからほとんど変わらず行っていることの 1 つであり，規格性のあるX線写真を撮影することが，患者さんの信頼を得ることにつながり，医院の臨床のブラッシュアップに役立っていると思います．

歯科診療所は，外に向かって開放されているようで，実は密室といってよいような閉鎖的な環境にあります．自分たちの現状に満足してしまって前進する努力を怠ったり，臨床の方向性を誤ったりしていても，外部から指摘してもらえることはあまりありません．そのようななか，X線写真などの臨床記録で表された経過は，客観的に自分たちの仕事を評価してくれます．つまり，しっかりした資料を残すことが成長を下支えしてくれることは間違いないと思います．

● 参考文献
1) 東　与光・青山　亘：Oral Radiography 改訂2版．日本医事新報社，東京，1975，75.
2) 千葉英史：デンタルX線写真の質と安定を図る．日歯会誌．**54**（1）：6〜5，2001

3 X線写真が写るしくみ

熊本市・松永歯科医院
松永 久（歯科医師）

「X線」とは？

X線は，いまから100年以上前の1895年にドイツの物理学者，ヴィルヘルム・レントゲン博士により，光や電波と同じ電磁波の一種として発見されました．博士は不思議な性質や作用をもったこの電磁波を「X線」と名づけました．

可視光線（太陽光）より短波長である電磁波を「紫外線」といい，これには消毒作用があるというのは皆さんご存じだと思います．X線は，その紫外線よりさらに波長が短い（10^{-8}m から 10^{-14}m の範囲）ものをいいます（図1）．

また，X線のなかで特に短い波長のものはガンマ（γ）線といわれます．そのガンマ線はエネルギーが高いため，その生物に与える影響を利用して，ディスポーザブル注射針などの滅菌に使われ

たり，コバルト60ガンマ線は人体の深部まで透過できるので，癌の放射線治療に広く使われたりしています．このX線はX線管（特殊な構造の真空ガラス管）のなかで，高電圧をかけて発生させます．

X線の特徴

それでは，この「X線」にはどのような特徴があるのでしょうか？

❶ 感光作用

X線は，適当な感光剤に対し照射されることによる感光作用（感光剤が化学変化する）を有します．この作用を応用することにより，アナログX線写真ではフィルムによる撮影が可能となるのです．放射線防護モニタリングにおけるフィルムバッジ（外部被曝を測定する個人モニタリング用

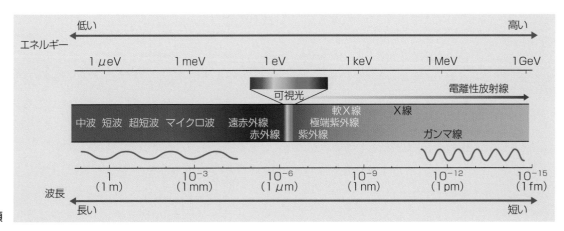

図1 電磁波の種類

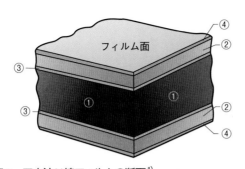

図2　口内法X線フィルムの断面[1]
①フィルムベース（ポリエステル），②乳剤（ハロゲン化銀），③下引層，④保護膜

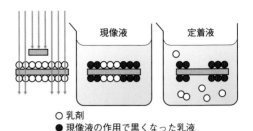

○ 乳剤
● 現像液の作用で黒くなった乳液

図3　感光したフィルムの現像定着[2]
X線に当たったフィルムを現像液につけると感光した乳剤のみ黒く変化する．その後定着液につけると，未感光の乳剤が溶解される

測定器）もこの作用を利用しています．

❷ 蛍光作用

　ある種の蛍光物質にX線が照射されることにより，その物質を励起（本来もっている状態より高いエネルギー状態となること）して蛍光を発生させる作用をいいます．この作用を応用することにより，後述するデジタルX線写真の撮影が行われます．放射線防護モニタリングでは，熱蛍光線量計に応用されます．

❸ 物質透過作用

　X線は，物質を透過する性質をもちます．それに対し，鉛はX線の透過を妨ぐ作用が大きいため，X線室の壁，防護エプロンなどに使用されます．

❹ 電離作用

　物質の構成原子や分子を電離させイオンを発生させる作用をもちます．この性質は，空気の電離量を測定してX線の量を知るポケット線量計モニタリングなどに利用されます．

❺ 生物学的作用

　過度の照射は細胞に対し，DNA損傷などの影響を与えます．この作用は正常細胞に対して悪影響を与えたり（Column 2参照），異常な細胞（癌細胞など）に治療として働きかけたりします．

　このように，X線は特殊な性質を多くもっているのです．

X線写真が写るしくみとは？

　それでは，なぜX線写真が撮影できるのでしょうか？　現在，X線写真を撮影する方法として，従来型のX線フィルムで撮影するアナログ形式のものと，デジタル形式とがあります．さらに，デジタル形式にはX線写真用イメージングプレート（Imaging Plate：以下IP）方式とデジタルカメラなどと同じCCD（Charge Coupled Device：電荷結合素子）方式の2種類があります．

❶ アナログ形式X線写真が写るしくみ

　X線フィルム表面には，乳剤というハロゲン化銀がゼラチンとともに塗布されています（図2）．そこへX線が照射されると，前述した感光作用により化学的，物理的な反応が起こり，ハロゲン化銀が結晶化し，現像したときに像を形成する状態（潜像）となります．現像するとその結晶が金属銀になり，さらに定着すると未感光のハロゲン化銀が取り除かれ，視覚的に見られる状態になります（図3）．現像液，定着液が黒くなるのはこの工程で出てきた銀によるものです．これらの反応を確実に進め，読影しやすいX線像を得るためには，確実な撮影，現像，定着，水洗が必要となります（Chapter 2-1〜4参照）．

　歯科用X線フィルムには，パノラマX線写真

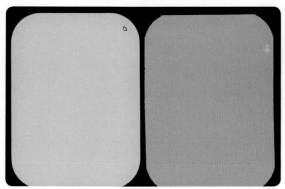

図3 コダック社のフィルムとIPのサイズはほぼ同じである（左：IP，右：フィルム）

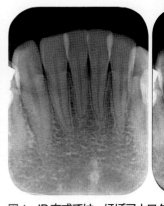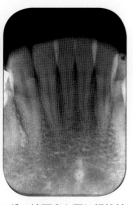

図4 IP方式では，ほぼアナログX線写真と同じ規格性で撮影できる（左：IP方式，右：フィルム）

に代表される口外法用フィルムとデンタルX線写真に代表される口内法用フィルムがあります．口外法での撮影は，X線フィルムと増感紙を重ね合わせて行います．増感紙には蛍光剤が塗布されており，X線が当たるとそれ自体が蛍光を発し，X線フィルムの感光を増大させます．これは，より少ないX線量でフィルムを感光させる働きをします（被曝の低減）．注意点としては，この増感紙は，長年使うことで劣化したり傷が入り，鮮明なX線画像を得にくくなることです．数年が経過し劣化が認められたら，増感紙を新しいものに交換する必要があります．もちろん，普段の使用時に増感紙を傷つけないように注意することも大切です．

一方，口内法撮影では増感紙を用いず直接X線のみで感光させます．そのため，フィルムに塗布するハロゲン化銀の層を厚くし，粒子を大きくするなどの処理をしてあります．

❷ デジタルX線写真：X線写真用IP方式が写るしくみ

IP方式によるデジタルX線写真の撮影は，「蛍光作用」を用いた撮影法です．IPは各種アナログフィルムとほぼ同じ大きさと厚みをしたX線センサーであり（図3），有機フィルム（ペットボトルの材料にも使用されるポリエチレンテレフタート）の片面に輝尽性蛍光体粉末（$BaFBr:Eu^{2+}$な

ど）が塗布されています．その発光体は，X線エネルギーをいったん蓄積していますが，後にレーザーや光を照射すると蓄えられたエネルギーに相当する蛍光を発する性質があります．この現象を応用し，コンピューティッドラジオグラフ（スキャナ）を用いてX線を照射されたIPによって発せられた蛍光を解析，画像情報をデジタル信号として得るしくみとなっています．したがって，このシステムのためには情報読み取りのための専用スキャナと解析・画像構成処理，さらにデータ保存のためのコンピュータなどの機器が必要となります．

IP方式の大きな特徴は，従来のX線照射器や口腔内撮影用インジケーターなどの撮影方式をそのまま応用することが可能で，アナログフィルムと同じ規格性をもったX線写真画像が得られることです（図4）．また，IPは蓄積された情報を初期化するため，繰り返し使用が可能です．

初期化は，スキャニングの終わったIPをイレーサーという強い光が照射される器械に入れて行います．IPはおおよそ1,000回使用できるといわれていますが，使用により画像にわずかな残像やIP面に傷が生じることがあり，しだいに劣化していきます．IPに傷が入らないよう注意深く取り扱いをすることはもちろんですが，劣化の程度を客観的にとらえ交換時期を判断するのが難

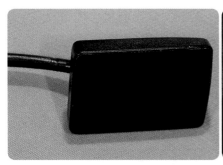 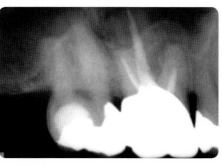

図5　CCDセンサー（左）
シグマ（インストゥルメンタリウム社）．外寸：厚さ6.8mm，縦横24×36mm（大分市開業・加来慶久先生提供）

図6　CCD方式で撮影したX線写真像（右）
1枚の画像のなかに歯冠頂から根尖部までを入れて撮影できないこともある．本図のCCDでの有効画像面積20×32mm

しいという問題があります．なお，IP方式の撮影では，像を得るために用いる作用の違いのため，アナログ方式で用いた増感紙は使用しません．

これまではスキャン，画像の構成までの時間がデンタルX線写真の大きさであっても数十秒かかっていましたが，最近ではスキャニングが約6秒でできる機種も出てきました．X線照射量はアナログフィルムに対して約80％で撮影できます．

❸ デジタルX線写真：CCD方式が写るしくみ

デジタルX線写真のCCD方式も蛍光作用を利用した撮影法で，X線センサーとしてCCDセンサーが用いられます．CCDはデジタルカメラのほか，ビデオカメラ，コピー機などにも活用されています．CCD自体は直接X線をとらえることができないため，センサー内に蛍光体（シンチレーター）が設置されており，X線照射に伴いその蛍光体が出した光をCCDがとらえ，デジタル信号として変換するシステムとなっています．このセンサーは専用のケーブルでつながれており，直接コンピューターにデータを取り込むことが可能なため，撮影後すぐに画像をディスプレイに表示することができます．このことはCCD方式の最大の利点といえます．

さらに，直接データを取り込むため画像の劣化が生じないということ，X線照射量はアナログフィルム撮影に対し約10％で，被曝量を約90％抑えることができます．しかしながら，口内法におけるデンタルX線写真撮影の場合，このつな

表　アナログX線写真・IP方式・CCD方式の比較

	フィルム	IP	CCD
画質	◎	○	○
撮影範囲	○	○	×
位置決め	○	○	△
即時性	×	○	◎
被曝線量	×	△	○
耐久性	×	△	○
薄さ	○	○	×
保存	△	○	○
検索性	×	◎	◎
画像処理	×	○	○

がれたケーブルとセンター内部のCCD面に直接X線が届かないようにするため構造上厚みがあるという問題があり（**図5**），撮影に困難をきたすこともあるようです．さらに，デンタルの場合撮影範囲はアナログフィルムやIPと比べ小さく（大きなもので26×37mm程度），1枚の画像のなかに歯冠頂から根尖部までを入れて撮影できないこともあります（**図6**）．

当院では，アナログフィルム撮影に対する画像の規格性の維持とX線照射器など従来のシステムをそのまま使用したかったため，IP方式を選択しました．デジタルX線写真はそれぞれの方式に特徴があり，どの長所をどう活かすかによって選択をするとよいでしょう（**表**）．

◉ 参考文献

1) 菊地 厚：歯科写真文庫 X線撮影法．医歯薬出版，1993.
2) 月星光博：デンタルハイジーン別冊／もっと生かそうX線写真．医歯薬出版，1997.

Chapter

2

マスターしよう！
X線写真のセッティング＆管理

本章では，X線写真の撮影補助や管理のために

必要な知識と技術を，各ステップごとに解説し

ます．

1 さまざまなX線写真撮影法を知ろう

神奈川県川崎市・須貝歯科医院
須貝昭弘（歯科医師）

はじめに

　同じ1枚のX線写真フィルムであっても，撮影方法や現像処理によって得られる情報は大きく変わってしまいます．そのため，どのような情報を得るためにX線写真を撮影するのかを歯科衛生士も理解しておく必要があります．Chapter 1-3でも解説されたように，歯科で使用するX線写真システムには，フィルムを現像して行う「アナログ形式」と，電子化してモニタ上で見る「デジタル形式」があります．どちらのシステム

を採用しているにしても，X線写真の診断は，見たい部分にどのような角度でX線を照射し，それをどの角度でフィルムやイメージングプレート（IP）が捉えるかで画像が決まります．本稿では，フィルムを用いたアナログ法において，歯科医師がどのような撮影法で何を診ようとしてX線写真撮影を行っているかを解説していきます．

デンタルX線写真の基本

　歯科では，「デンタル」（デンタルX線写真）とよばれるX線写真が多く使用されます．フィル

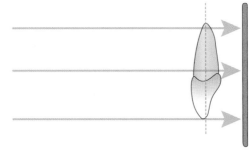

図1　平行法
フィルムを歯軸に平行に位置づけ，垂直方向からX線を照射すると，実物に近い形態を撮影できる

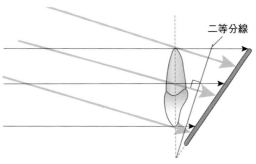

二等分線

図2　二等分法
フィルムを歯軸に対して平行に位置づけられない場合にはX線の照射角度を変えないとフィルムに歯の全体が入らなくなる

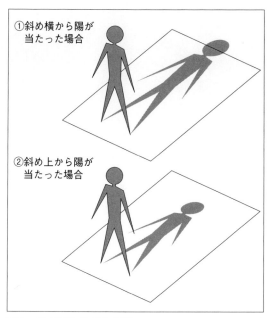

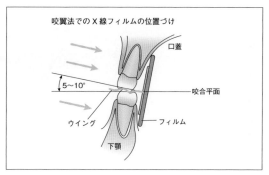

図3　陽の当たる角度と影
①斜め横から陽が当たると影が長くなり，形態は実物に近いが枠に入らなくなる
②斜め上から陽が当たると影は短くなり枠におさまるようになるが，上下半身のバランスは崩れる（二等分法）

ムは，一般的な成人の臼歯部が横に，前歯部が縦に納まる大きさで，口腔内へ挿入し，位置づけて使用できるサイズになっています．口腔が小さい女性や子ども用にワンサイズ小さいものもあります．いろいろな場面で使われることが多いため，その撮影方法や特徴を知っておくことが必要です．このデンタルＸ線写真は，フィルムの位置づけとＸ線の照射角度で画像が大きく変わってしまいます（図1, 2）．

　太陽の陽が，自分に当たったときに影がどのように地面に写るかをイメージしてみてください．陽が傾いた夕方の影は，長く伸びてしまいます（図3-①）．自分の身長と同じくらいの影が出るのは，斜め上から陽の光を受けたときですが，このときには上下半身のバランスは崩れてしまいます（二等分法，図3-②）．

　次に，影絵をイメージしてみましょう．影絵では，光の当たり具合をうまく調整しながら形をつ

図4　咬翼法

くっていきますが，より実物に近い形を映し出すには，物と影が映る壁を平行に置くことが基本です（咬翼法/図4，平行法）．歯科のＸ線写真では，なるべく実像に近い画像を映し出したいのですが，Ｘ線写真フィルムは口腔内に入るため，必ずしも撮影したい部位に対して平行にフィルムを入れられるわけではありません．

　そのため，なるべく実像に近い形態をフィルムに映し出すためには平行法が基本ですが，それができない場合にはＸ線写真を当てる角度をうまく，調整して撮影しています（二等分法，図3）．

　Ｘ線写真は，影のように単なる黒と白の像ではなく，組織別に濃淡が出ます．その濃淡の差で診断をしていきますが，いくつかの組織が重なってしまえば不鮮明になり，組織が重なっていなければ濃淡の差が鮮明に出ることになります．

さまざまな撮影法

❶ 咬翼法

　歯冠部と歯頸部付近の状態をみるための撮影法で，隣接面から始まった齲蝕，インレーやクラウンの適合状態，二次齲蝕などを確認することができます（図5〜9）．フィルムを歯冠軸に平行に位置づけ，それに垂直にＸ線を照射して撮影するため，重なる部分が少なく，実像に近い鮮明な画像が得られます．隣接面の初期齲蝕は，視診や

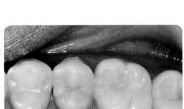

図5　上顎左側の冷水痛を主訴に来院した患者

視診では問題がなさそうに見える

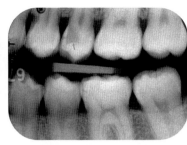

図6　同部位の咬翼法X線写真

|5 に隣接面からはじまる大きな齲蝕が認められた（矢印）．その他の部位にもエナメル質の脱灰像が認められる．隣接面のエナメル質が重なる部分があるため，一番見たい部分のコンタクトにまっすぐX線を照射する

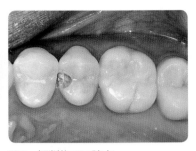

図7　切削後の口腔内

|5 に抜髄も考えなければならないほど深在性の齲蝕が存在した

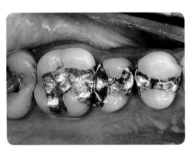

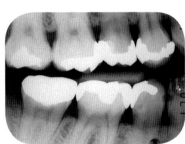

図8　フロスの引っかかる部位（臼歯部）

咬合面からの視診では，インレーやクラウンの適合状態，二次齲蝕の有無などはわからない

図9　同患者の咬翼法によるX線写真

インレーやクラウンのマージンが適合してる部分と不適合な部分がはっきりわかる

触診だけでは見逃しがちなため，疑わしい場合にはおおいに役立ちます．1枚のフィルムに上下の臼歯が写るため，2枚のX線写真で全臼歯部のチェックが可能です．スケーリングやルートプレーニングを行う際に補綴物や修復物の歯頸部マージンの適合は気になるところですが，肉眼で判断できない隣接面歯肉側のマージンの適合状態は，咬翼法X線写真で確認すれば一目瞭然です．

❷ 平行法

　フィルムを歯軸に平行に位置づけ，垂直にX線を照射する撮影法です（図10, 11）．下顎臼歯部では口腔前庭が深いため，根尖部が写る位置までフィルムを深く入れることができます．重なる部分が少ないため根尖部までの鮮明な画像が得られます．そのほかの部位では，無理に歯軸に平行にフィルムを位置づけようとすると根尖が欠けたり，歯からフィルムが離れてしまい画像が不鮮明になってしまいます．重なりの少ない画像が得ら

れるため，歯周病罹患歯で骨欠損の状態を正確に診断するためには有効な撮影法です．

❸ 二等分法

　上顎では口蓋にフィルムを位置づけるために，歯軸に平行ではなく，斜めに位置づけて撮影することになります（図12, 13）．そのまま歯軸に垂直にX線写真を照射すると，根尖部の像が伸びて写らなくなってしまいます．前述した，陽が傾いたときに写る影と同じ原理で，角度をつけてX線写真を照射することによって根尖部までフィルムに写すことができます．上顎大臼歯部では頬骨弓が重なったり，頬側根と口蓋根も重なり，歯冠歯根比も変わっているのでそれを理解して読みとらなければなりません．

10枚法X線写真，14枚法X線写真

　口腔内の1歯ごとの状態を把握するためには，

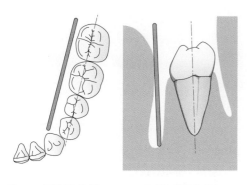

**図10　下顎臼歯部でのフィルムの位置づけ
（平行法）**

歯軸に平行にフィルムを位置づけることができ，そ
れに対して垂直にX線を照射してもよほど歯根が長く
ない限り根尖まで撮影することが可能である

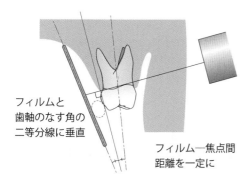

フィルムと
歯軸のなす角の
二等分線に垂直

フィルム—焦点間
距離を一定に

**図12　上顎臼歯部のフィルムの位置づけ
（二等分法）**

根尖まで撮影するには，口蓋の深さに応じてフィルムを斜
めに位置づけ，斜めにX線写真を照射しなければならない

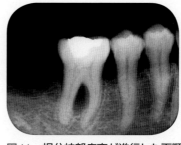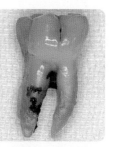

**図11　根分岐部病変が進行した下顎大臼歯部（6|）の平行
法X線写真とその抜去歯**

頬舌側の咬頭が重なって写っておりほぼ平行にX線が照射されてい
ることがわかる．5年後に抜歯になったが，X線写像と抜去歯の形
態は相似している

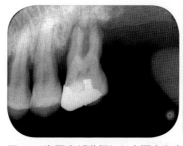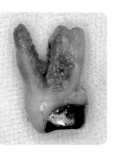

**図13　歯周病が進行した上顎大臼歯部（|6）の二等分法X
線写真写真とその抜去歯**

|6の口蓋根が頬側根に比べて長く写っているが，実際の抜去歯では
それほど差はない．フィルムから遠い頬側根が短く写し出されている

10枚あるいは14枚のデンタルX線写真を撮影
します（**図14, 15**）．齲蝕，歯周疾患，根尖病変
などの今後の治療計画を立てるうえでも重要な資
料となります．「4前歯で1枚」「犬歯を中心に1枚」
「第一小臼歯の近心から後方を1枚」，上下左右で
計10枚撮影することになります．智歯がある場
合や小臼歯から大臼歯までが1枚のフィルムに納
まりきらない場合には，もう4枚追加して計14
枚撮影することになります．また，全体像を把握
したのちに主訴部位を中心に追加撮影し，より確
実な診断を行うことになります．

パノラマX線写真

　患者さんの歯を含めた口腔周囲の全体像を把握
するためには，パノラマX線写真を撮影します．
デンタルX線写真の10枚法や14枚法では写ら
ない，埋伏歯，智歯，上下顎骨，上顎洞，顎関節
などの状態を知ることができます（**図16**）．欠損
の状態や上下の対向関係もわかりやすいため，患
者さんに口腔内の状態を説明するのにも有用で
す．また，上顎洞や下顎管，オトガイ孔の位置を
確認しながら行わなければならない抜歯やインプ
ラント埋入手術の際にも必須です．ただし，個々
の歯の状態は鮮明には写らないため，問題のある
部位にはデンタルX線写真の撮影が必要です．

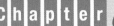
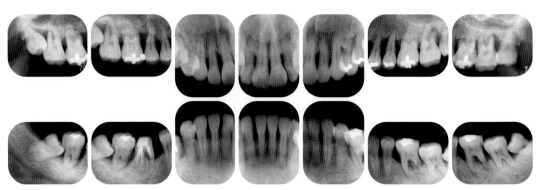

図14　歯周病患者の14枚法X線写真
智歯が萌出しているので臼歯部を2枚に分けて撮影しなければならない．1歯ごとの骨欠損の状態，根管処置の経過などを診断するのに必要である

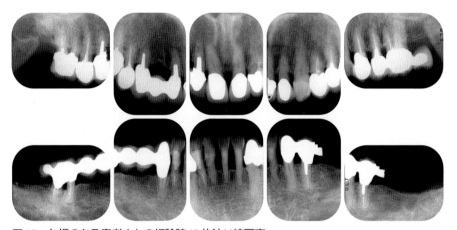

図15　欠損のある患者さんの初診時10枚法X線写真
ほとんどの歯が補綴されているため，歯髄の有無や根管治療の経過，二次齲蝕や歯周疾患の進行度などを知るためにデンタルX線写真は必要である

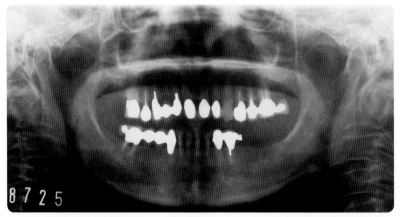

図16　図15と同患者のパノラマX線写真
1歯ごとの状態はデンタルX線写真のほうが鮮明だが，パノラマX線写真では顎堤の状態や上下顎の対向歯の関係など口腔内の全体的な状態を把握できる

2 位置づけ

東京都江戸川区・川瀬歯科医院
川瀬恵子（歯科医師）

X線写真の位置づけ

　私たちが得られる臨床的資料として重要なものに，X線写真があげられます．しかし，X線写真はX線の照射量やフィルムの位置づけ，現像行程によって仕上がりの状態が大きく左右されます．

　本稿では，インジケーターを用いたX線写真の位置づけにテーマを絞り，当院での規格性のある10枚法X線写真を得るための取り組みを紹介いたします（**図1，2**）．

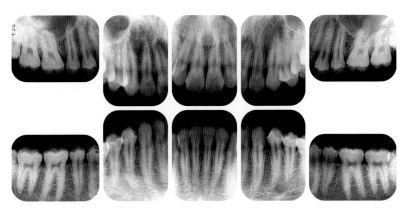

図1　規格性のある10枚法デンタルX線写真

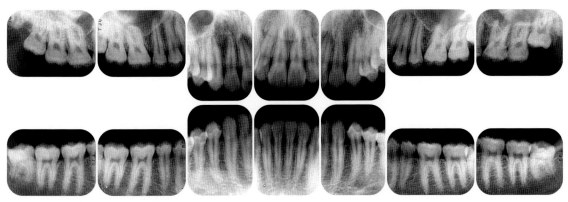

図2　規格性のある14枚法デンタルX線写真

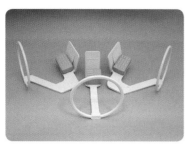

図3　撮影用インジケーター
（阪神技術研究所）．二等分法で撮影される

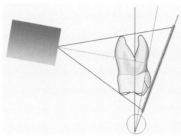

図4　二等分法
平行法は理想だが，日本人では二等分法が適切な場合が多い

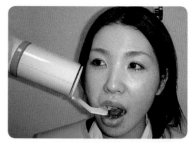

図5　フィルムの位置づけができれば，照射器の位置づけも決まる

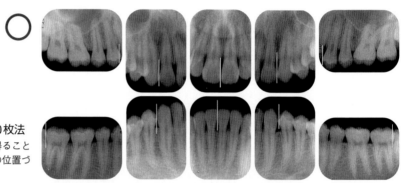

図6　基準点どおりに撮影した10枚法
この10枚からすべての歯の情報を得ることができる（黄色線は基準点：各部位の位置づけをする際の基準）

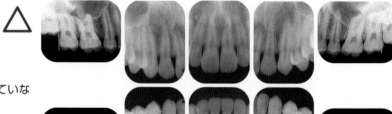

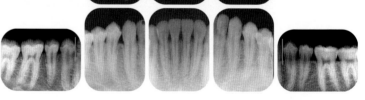

図7　基準点どおりに撮影されていない10枚法X線写真
7|，|7 を優先して撮影したため，4|，|4 の情報を得ることができない．また，7|，|7 の遠心を確実に撮影領域に入れなかったため7|，|7 の情報が得られない

インジケーターの利用

　当院では，阪神技術研究所のインジケーターを使用して撮影しています（**図3**）．このインジケーターは歯軸とフィルムの中間である二等分法で撮影されるため（**図4**），フィルムを正しく位置づけられれば，照射器の位置づけをとても簡単に決めることができます（**図5**）．

　それでは，規格性のあるX線写真を得るための具体的な基準点を見ていきましょう．**図6**は理想的な位置づけで撮影したX線写真で，**図7**は位置づけが不適切なX線写真です．**図7**では，せっかく10枚法で撮影したにもかかわらず，口腔内の情報を最大限に得ることができません．

　このようなことが起こらぬよう，部位ごとにフィルムの位置づけをしっかり行うことが大切です．

フィルムの位置づけ

それでは，各部位ごとの正しい位置づけを見てみましょう．

上 顎

・上顎前歯部（図8, 9）
基準点：1 」, 」1 正中

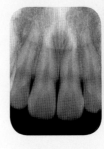 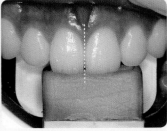

正中をフィルムの中心に合わせます． 2 の遠心は多くの場合切れてしまいます

・上顎犬歯部図（図10, 11）
基準点：2 と 3 の間

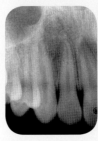 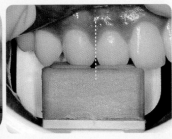

上顎前歯部撮影において 2 の遠心は切れてしまうことが多いため，2 の遠心の情報が得られるよう 2, 3 間の中心に合わせます． 4 の情報が読み取りづらくなりますが，上顎臼歯部の撮影でカバーすることができます

・上顎臼歯部（図12, 13）
基準点：4 近心

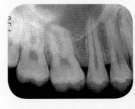 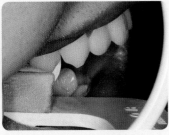

智歯を除いた上顎臼歯の平均幅径から考えると，フィルムに 7654 」, 」4567 をおさめることができるため，確認しやすい 4 の近心を基準とします

下　顎

・下顎前歯部（図14，15）
　基準点：7̄|，|7̄ 正中

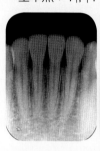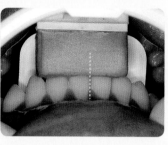

　正中をフィルムの中心に合わせます．ほとんど
の場合，2̄|+|2̄ の遠心まで撮影可能です．

・下顎犬歯部（図16，17）
　基準点：3̄ と 4̄ の間

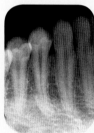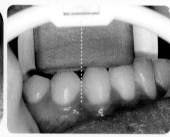

　3̄ と 4̄ の間に合わせると，下顎前歯では 2̄
の遠心まで撮影可能です．下顎臼歯の平均幅径を
考えると 7654|，|4567 の撮影ではフィルム
に入りきらないことが多いので，4̄ の近心をカ
バーできるよう撮影する必要があります．

・下顎臼歯部（図18，19）
　基準点：7̄ 遠心

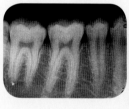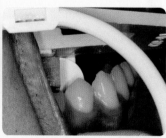

　智歯を除いた下顎臼歯の平均幅径から考
えると 7654|，|4567 がフィルムに入
りきらない場合が多いですが，下顎犬歯部
の撮影で 4̄ の情報は得られるので，7̄ の
遠心を優先して撮影します．

智　歯

・上顎智歯部，下顎智歯部
　（図20，21）
　基準点：6番近心

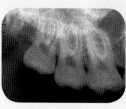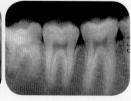

　智歯がある場合は，
6番の近心にフィルム
を合わせると智歯の遠
心までフィルム内に入
ります．

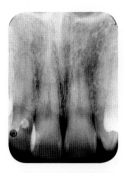

図22　インジケーターを強く咬み過ぎている

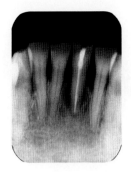

図23　ぶれている

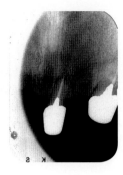

図24　コーンカット

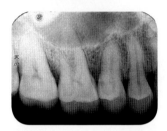

図25　頬舌面の差が出すぎている（フィルムを寝かせすぎている）

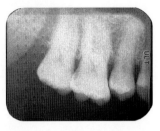

図26　裏撮り（フィルムを表裏逆に設定している）

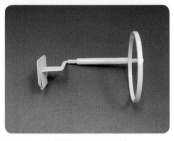

図27　咬翼法用のホルダー（Kwik-Bite, Kerr）

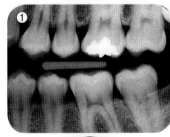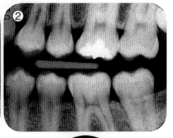
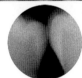

図28　┕5 遠心隣接面の齲蝕治療のタイミングを経過のなかで見ている．7年の経過の中で，エナメル質の範囲ではあるが広がりつつある ①2003.11，②2011.1

失敗例から学ぶ

　それでは，うまく位置づけできなかった失敗例をとおして原因を考えてみましょう．インジケーターを強く咬みすぎて，フィルムが曲がってしまうと，図22のようにフィルムから切縁が外れたり，伸びた画像になってしまいます．また，撮影中に動いてしまうとX線写真にぶれが生じます（図23）．照射器がうまく位置づけられないとコーンカットが起こります（図24）．フィルムを寝かせすぎて撮影すると頬舌面に傾斜した画像が得られ，骨欠損の情報が得にくくなります（図25）．また，フィルムを表裏逆に撮影すれば鉛が写り込んでしまい，鮮明な像が得られません（図26）．

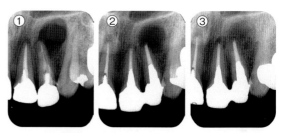

図29　前歯部の経過観察
① 1999.3，② 2000.7，③ 2009.8．1 には三壁性の骨吸収が
存在し，フレアアウトを起こしていたため，歯周外科治療にて対
応した

図30　根尖病変の経過
① 2002.12，② 2005.6，③ 2009.9．2 に大きな根尖病変が存
在していた．根管治療・根尖部の掻爬にて対応したところ病変
の改善が認められた

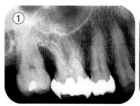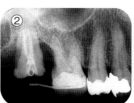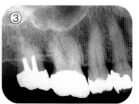

図31　上顎左側臼歯部の経過
① 2005.2，② 2005.9，③ 2010.2．7 には四壁性の骨吸収が存在していた．MTMにて対応している

その他の撮影方法

　隣接面の齲蝕や補綴物のマージンの適合，歯頸部付近の歯槽骨の状態の診査には，咬翼法用のホルダー（Kwik-Bite，Kerr）を使用し，咬翼法で撮影しています（図27，28）．基本的には，上顎臼歯部のデンタルX線写真撮影と同じように4番の近心を基準にして撮影を行えばよいのですが，4 の診査に使用する場合は 4 の近心に位置づけするようにしています．

位置づけの重要性

　では最後に，規格性のあるデンタルX線写真で経過を追ってみましょう（図29〜31）．デン

タルX線写真では，経年的に同じ位置づけで撮影することはとても難しいものです．しかし，できるかぎり，新人のスタッフでもベテランのスタッフでも医院の状況に関係なく同じように位置づけできることがとても重要です．

　当院では，できるかぎり同じ位置づけで撮影したX線写真で症例の経過をみることを心がけています．特に垂直性骨吸収の状態の経過を見ていく場合，角度によって異なった見え方をすることがあるので注意が必要です．

● 参考文献
1）千葉英史：X線写真撮影レベルアップ講座．歯科衛生士，24（8〜10），2000．
2）鷹岡竜一，南　真弓：デンタルハイジーン別冊／これだけは身につけたい　診療室のベーシック．医歯薬出版，2004，74〜75．
3）斎田寛之・河井　聡：臨床記録を整備せよ！②X線写真の位置づけ．デンタルハイジーン，27（8），810〜814，2007．

3 現像・定着・水洗・乾燥（手現像）

熊本市・上通高木歯科医院
高木雅子（歯科医師）

はじめに

よいX線写真とは，画像が鮮明で，見たい部位がきちんと写っているX線写真です．そのためには，次の条件が満たされる必要があります．

　①拡大が少なく，歪んでいないもの
　②黒化度（写真濃度）が適切なもの
　③コントラスト（対照度：黒化度の差）が適切なもの
　④鮮鋭度の高い（像のボケが少ない）もの
　⑤位置づけが適切なもの

このなかで，②黒化度，③コントラスト，④鮮鋭度が現像により左右される項目です．

X線写真の現像原理

❶ 現像とは？

フィルムにX線を当てただけでは，X線写真像を肉眼で見ることはできません．これを，肉眼で見える画像に変化させるのが「現像」という操作です．具体的には，X線の当たったフィルムを現像液に浸けることによって，還元反応（酸化の逆の反応）により金属銀を蓄積させて肉眼で見えるようにする化学作用です．化学反応は，温度によって反応速度が変化しますし，反応時間によって化学作用の進行度合いも変化します．私たちが求める画像を得るためには，一定温度で一定時間だけ現像処理を行う必要があります（図1, 2）．

❷ 定着とは？

フィルムの未感光な部分（X線に反応していない部分）の乳剤を溶解して，透明なフィルムにする操作です．結果として，現像操作で像を結んだ金属銀の画像だけが残り，化学反応を停止します（Chapter 1-3, P. 16 参照）．

	現像時間	
	短い ◀━━▶ 長い	
黒化度（濃度）	薄い ◀━━▶ 濃い	
コントラスト	短すぎても長すぎても弱い	
粒子の荒れ	小さい ◀━━▶ 大きい	
カブリ[*1]	弱い ◀━━▶ 強い	

図1　現像時間により影響を受ける因子
[*1]カブリ：本来はX線を照射されていない部分も現像作用を受けてしまうこと．これが強いと画像全体が暗くなる

	液温	
	低い ◀━━▶ 高い	
黒化度（濃度）	薄い ◀━━▶ 濃い	
コントラスト	低くても高くても弱い	
粒子の荒れ	小さい ◀━━▶ 大きい	
カブリ	弱い ◀━━▶ 強い	

図2　現像液温度により影響を受ける因子

①安全光

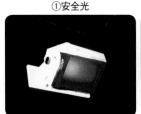

②現像タンク

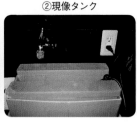

③換気扇

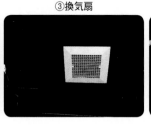

④乾燥

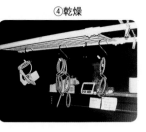

図4　暗室
安全光の下，現像，中間水洗，定着処理を行う（急ぐときはこの段階で読影可能）．当院では換気扇のあるこの部屋で，水洗，乾燥まで
を行っている

暗　室（図4）

　小型の暗箱でも代用できますが，手現像処理には基本的には必要な設備です．X線フィルムは通常の写真用フィルムとは違って，可視光線に対する感光度は鈍く，逆にX線に対しては感度が高いように作られています．そのため，X線写真用暗室はある程度の明るさでも感光しないようになっています．また，赤色などの波長の長い光には，X線フィルムの感度が低いため，安全光として，赤色あるいは橙赤色のフィルターのついた電球が用いられます．

現像の方法

　現像法には，「手現像」「自動現像（Chapter2-4参照）」「インスタント現像」などがあります．

❶ 手現像

　温度調節機能をつけたタンクを用い，手作業で行う現像法です．自動現像に比べると，多少の人手は必要ですが，装置が安価で手入れもしやすく，液も長持ちします．また，処理温度が低いため，少々時間がかかってもコントラスト，粒状性，鮮鋭度の優れた画像を得ることができます．

❷ 自動現像

　現像から水洗，もしくは乾燥までを現像機を用いて処理する方法です．機種により，現像温度が

高い，定着・水洗時間が短いなどの欠点があり，よりよい画像と長期的安定を得るためには，それを補う方法が必要です．

❸ インスタント現像

　歯科特有の現像法で，特殊な現像液をフィルム内に注入して行う方法です．暗室も必要なく，短時間で処理が行えますが，現像直後でも画像の精度が劣り，さらに時間の経過に伴う劣化が著しいところが問題です．

手現像での現像の実際（図5）

❶ 現　像

　暗室または暗箱の中でフィルムパケットを開け，フィルムホルダー（図6）にフィルムを装着し，そのホルダーを現像液に浸けます．現像中はムラや気泡の防止のために，ホルダーを1秒に1回程度の速度で振動させます．現像温度および時間はメーカーによっても異なるものの，「20℃，5分」が理想とされますが，当院では照射線量の調整を行い，「22℃，1分50秒」で行っています．現像時間が1分半〜2分の間であれば，10秒単位での時間調整が可能ですが，現像時間が1分以下では，1秒の影響が大きくなりすぎ，誤差が大きくなってしまいます．照射線量および現像条件の設定には，東京技研のコントラストチェッカーを使います（図7）．

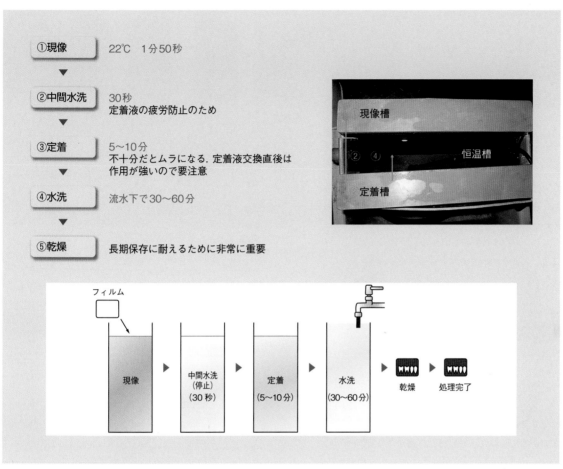

図5　当院での現像作業全体の流れ

①現像　　22℃　1分50秒

②中間水洗　30秒
定着液の疲労防止のため

③定着　　5〜10分
不十分だとムラになる. 定着液交換直後は
作用が強いので要注意

④水洗　　流水下で30〜60分

⑤乾燥　　長期保存に耐えるために非常に重要

現像槽

恒温槽

定着槽

フィルム

現像　▶　中間水洗（停止）（30秒）　▶　定着（5〜10分）　▶　水洗（30〜60分）　▶　乾燥　▶　処理完了

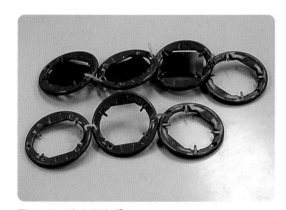

図6　フィルムホルダー

❷ 中間水洗

　X線写真のフィルム用の現像液は強いアルカリ性で, 定着液は逆に酸性です. そのため, 現像と定着の間にフィルムを水洗します. これは, アルカリ性の現像液を洗い落として定着液を保護するほか, フィルムの汚染防止の役目をします. この操作は30秒間行います.

❸ 定　着

　定着の過程でも, 定着液にフィルムを入れた直後には, フィルムまたは定着液を攪拌(かくはん)してムラを防ぎ, 気泡ができないように注意します. 現像液と定着液は十分に離し, 混合させないように気をつけます. 定着も化学反応であり, 温度は15〜24℃の間がよいとされています. 当院は, 現像・定着・水洗まで同じ恒温槽で行うため, ほぼ同じ温度となります. 定着時間は, 定着液に浸してからフィルムが透明になるのに必要な時間の2倍が

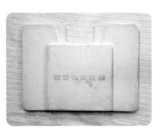
①コントラストチェッカー
（東京技研）

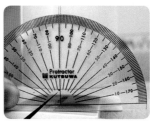
②1cmの距離に印をつけた分度器

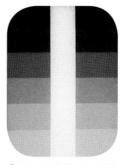
③上顎大臼歯（最大照射量）

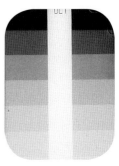
④下顎前歯（最小照射量）

図7　コントラストチェッカー（東京技研）
マスターとなる画像と比較して，Ｘ線写真の黒化度とコントラストを調べるのに使う．焦点からの距離が一定でないと，比較できないため，分度器を用いてインジケーターから1cmの距離に印をつけ，距離と角度が狂わないようにして撮影している

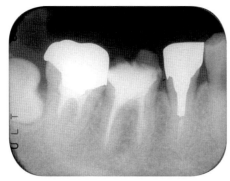
図8　現像リング部分の水洗不足が認められる

適当とされ，通常は5〜10分です．これが，20〜30分もかかるようでは，定着液の劣化が考えられるため，交換が必要です．古い定着液の使用は，乳剤が剝がれる要因となります．

❹ 水　洗

フィルム中の余分な銀溶液や定着液などを，水洗によって完全に取り除くことが必要です．水洗は，理想的には流水下で30〜60分です．水洗が不十分だと，残留した成分が銀粒子と反応して，後日フィルム面が変色します（図8）．逆に，必要以上に水洗しすぎると乳剤が剝がれることがあります．

❺ 乾　燥

水洗がすんだフィルムは，風通しのよい，埃の少ない日陰で自然乾燥します．当院では，暗室の

換気扇の下に吊るして乾燥させています．すべての過程で，フィルム面を汚したり傷つけたりしないような配慮が必要ですが，乾燥後も決して素手では触れないように写真用手袋を使用します．

現像液の管理

液温の管理には，夏は保冷剤，冬は熱帯魚用の温度管理のできるヒーターを使っています（図9）．どちらもホームセンターなどで購入可能です．現像液の交換は，通常30〜40日で行っています（図10）．現像液の酸化防止には，こまめに液槽に蓋をすることが効果的で，定着液の劣化防止には，中間水洗が必須となります．

1枚の鮮明なＸ線写真も重要ですが，経時的な変化を追うには，いつも同じ条件で撮影・現像することが必要です．そのためには，コントラストチェッカーで，画質をチェックし，撮影・現像条件がぶれていないかをつねに確認しなくてはなりません．

補助的材料として，酸化防止剤（現像液の酸化を遅くさせる），水洗促進剤（水洗時間を短縮できる），水滴防止剤（乾燥が早くきれいにできる）があります．当院では使用していませんが，使用によって画像に違いが生じるようです．そのた

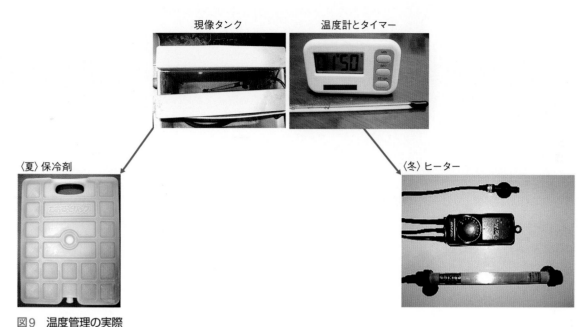

現像タンク　　　　温度計とタイマー

〈夏〉保冷剤　　　　　　　　　　　　　　〈冬〉ヒーター

図9　温度管理の実際
夏は保冷剤，冬はヒーターで液温を一定に保つ．必ず，現像直前に温度計で液温を確認する

図10　現像液の管理
当院では，ケアストリーム社のGBX現像・定着
液を，メーカー指示どおり作製し使用している．
現像液は強アルカリ性のため，酸化による劣化
が起こる起こる．劣化した現像液を使用すると，
像がボケる．液の交換時期は，メーカー指示の
日数を目安にしつつ，コントラストチェッカーで
確認して決めている．現像液は，酸化により変
色するので，色によっても疲労度が推察できる

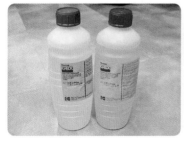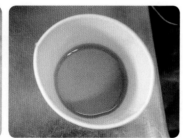

め，使用したりしなかったりではなく，いつも同
一の条件で一連の処理を行うことが，X線写真の
画像の安定には重要だと思われます．

最後に

　患者さんの資料は，患者さん自身の重要な記録
であると同時に，医院の大切な財産でもありま
す．1枚の美しいX線写真を得ることと同様，い
つも同じ条件の画像を得ることもとても大切で
す．一連のX線写真を適切に撮影してから現像

処理する過程までは，わずらわしく感じることが
あるかもしれません．しかし，この地道で確実な
作業を全員で続けることが，いまの患者さんを助
けることであり，未来の患者さんを助けることに
もなるのです．

● 参考文献
1）千葉英史：デンタルX線写真の質の安定をはかる．日誌会誌，**54**（1）
　　6〜15．
2）鷹岡竜一：ぼくの開業日記　歯科医院ができるまで．医歯薬出版，
　　2000．
3）東　与光：Oral radiology．日本医事新報社，東京，1989．
4）川瀬恵子，川原真由美，箱守亜希：③X線写真の現像．デンタルハイ
　　ジーン，**27**（9），916〜921，2007．

4 現像（自動現像）

熊本市・栃原歯科医院
栃原秀紀（歯科医師）

手現像の利点と欠点

　アナログX線写真（フィルム）の写真処理（現像）には，前述の手現像（Chapter 2-3）と自動現像機を使って行う自動現像の2種類があります．それぞれに特徴がありますが，X線写真の画質の精度に関しては手現像に勝るものはないと思います．

　手現像には，①写真の画質に影響を与える現像液の液温と現像時間を比較的簡単に調整できること，②現像液量が少なくてすみ経済的である，などのメリットもあります．特に，規格性の観点からいうと，①により黒化度の調整が可能で，前回撮影したものと合わせやすいのも特長です．

　しかし，手現像には欠点がないわけではありません．まず何といっても手間がかかること，現像する人の技量に画像の質が左右されること，暗室や暗箱が必要なこと，また，現像液に直接触れる機会が多いため，手や服に付着して変色したり，においがついたりすることも敬遠される理由の1つと思われます．

　そこで使用されているのが，X線写真の自動現像機ですが，両者の利点を活かして，重要な写真は手現像で，その他は自動現像器で行ってい

る医院もあるようです．

自動現像機の特徴を知る

　自動現像機とは，現像・定着・水洗・乾燥を自動的に行ってくれる機械であり，現像・定着のみ自動化した半自動現像の機械も市販されています．暗室が不要で自動的に処理してくれるため，誰でも同じ画像を短時間に得ることができるという特長があります．

　市販されている自動現像機の基本構造は，現像，定着，水洗の各ステップがそれぞれ槽に分かれていて，その各槽を，上下に取りつけられたローラーの間をフィルムが一定の時間をかけながら移動していくというものです（図1）．しかし，多くのローラー式自動現像機の欠点としては，直接フィルム面に触れることがあげられます．その分，フィルムの表面を汚したり，傷つけたりする機会が増えるということです．そのため，ローラーはこまめに清掃する必要があります．

　そのようなことから，当院ではDex Ⅲ 自動現

フィルム挿入口　　フィルム搬送ローラー　　フィルム送出口

現像液　　定着液　　水　　ヒーター

図1　一般的な自動現像機の構造[1]

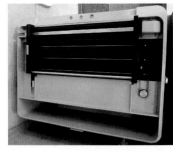

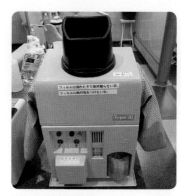

図2　自動現像機・Dex Ⅲ（阪神技術研究所）

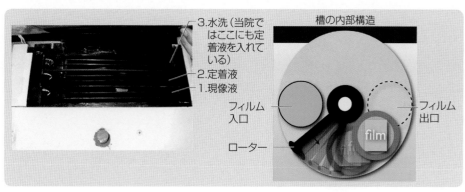

3.水洗（当院ではここにも定着液を入れている）

2.定着液

1.現像液

槽の内部構造

フィルム入口

フィルム出口

ローター

film

図3　Dex Ⅲの内部

リングに挟まれたフィルムがローターで回転しながら次の槽へ移動していくしくみとなっている（一般的には現像→定着→水洗の順番となっているが当院では，定着不足を防ぐため奥から現像→定着→定着に変更し，別途水洗を行っている）

像機（阪神技術研究所）を使用しています．ワンタッチで装着できるリングにフィルムを挟み，ローターの回転によりリングを移動していくため直接ローラーに触れることはありません（図2）．内部の構造をみると，現像→定着→水洗の3層構造になっています（図3）．そして1槽がさらに3つに区切られていて，その1槽のサイクルタイムが約45秒，全体で135秒で写真処理が終了するようになっています．温度設定は32度で基本的に変えることはできません．

自動現像機の使用時の注意

　現像・定着液は，基本的に自動現像機専用のものが推奨されています．また，水洗においては循環方式で完全な鎖循といえないものもあるため，水の交換を毎日，処理枚数によっては1日2回程度行う必要があります．

　現像液の温度が高めに設定してある機械では，特に夏場は温度が上がりすぎる傾向にあり，黒化度が濃くなったり，粒子の荒れ，カブリが強くなることがあります．よって温度をこまめに計測し，高すぎればアイスパックなどを使って冷やす，反対に冬場は，ヒータを早めに入れて液温を上げておくなどの温度管理が必要です（図4）

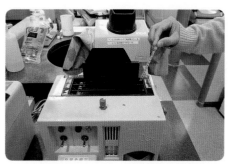

図4　自動現像機では，現像液の温度管理をこまめに行うことが重要である

　自動現像機の場合，現像液，定着液が毎回ローターによる回転で撹拌され，空気と接する回数が多いぶん酸化が進みやすいため，当院では現像液は通常1週間ごとに交換するようにしています．定着液は2週に1回交換しています．また，現像枚数が増えると劣化が進むことを考慮し，交換してからの累積枚数をカウンター等で記録しておく必要があります（当院では55～65枚で交換）．また，コントラストチェッカー（東京歯科技研）などで現像液の疲労度の変化を把握しておくことも大事です．

　使用途中の現像液はなるべく空気を抜き，冷蔵庫で保管する，夏場はあまり現像液のストックを置かないなど細やかな配慮も必要です．

◉ 参考文献

1) 古本啓一，岡野友宏，小林　馨：歯科放射線学　第4版．医歯薬出版，2006.

5 X線写真の保管

熊本市・新外レッツ歯科
山口英司（歯科医師）

X線写真の劣化を防ぐために

　X線写真は，私たちが歯や歯周組織の状態を把握するうえで，もっとも重要な情報源の1つです．また，長期にわたって患者さんとかかわり，経過観察していくうえでは，過去のX線写真は大きな武器となります．そのためにも，X線写真は良好な状態で保管，整理を行う必要があります．

　X線写真の画像は，時間の経過とともに劣化していきます．この劣化を最小限にとどめるために重要なのが，フィルム現像においては十分な定着と水洗です．この作業を確実に行うことで，長期にわたり診断や経過観察に耐えうる画質が維持できます．フィルムの乾燥後には，それぞれの患者さんのファイルに収納していきますが，カビの発生や変色の原因とならないよう，また，爪や手指などで傷つけないよう，X線写真フィルム表面は直接手で触れず，必ず手袋を使用して保管します（図1）．

X線写真保管の流れ

　当院で撮影されたデンタルX線写真は，現像・定着後，フィルムハンガーに留められます（図2）．このとき，必ずノートに患者名と撮影部位，フィルムハンガーの番号を記入しておきます（図3）．その後，歯科医師が診断を行い，患者さんへの説明に使用した後，十分な水洗を行います．乾燥後には，ノートを確認しながらそれぞれの患者ファイルへ収納します．デンタルX線写真の場合は，10枚法は専用の保管用マウントシートに，個別の部位撮影したものは時系列に沿って順に専用のマウントシートに収納します（図4）．

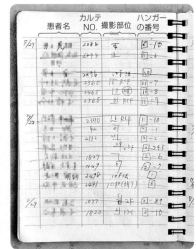

図3　撮影後は，患者名，カルテ番号，撮影部位，マウントしたフィルムハンガーの番号をノートに記入する

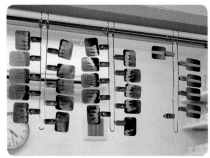

図1　X線写真フィルムを収納するときは必ず手袋を使用する

図2　当院で使用しているD型フィルムハンガー（ニックス）

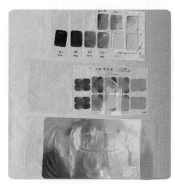

図4　マウントシートの一例
さまざまな種類のものが販売されている
ため,院内のシステムに合うものを選択
するとよい

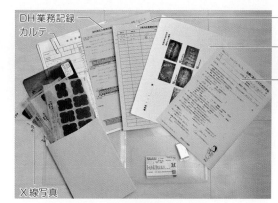

DH業務記録
カルテ
口腔内写真
撮影記録
初診時の
口腔内写真
問診票
X線写真

図5　当院で使用している患者ファイル

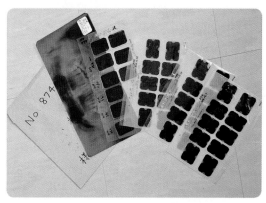

**図6　患者ファイルには過去のX線写真フィルムをす
べて収納している**

このとき,カルテ番号や氏名,撮影日を書き込
みますが,後日経過を比較するときに困ることが
あるため,直接フィルムには書き込まず,マウン
トシートに書き込みます.10枚法X線写真も個
別のX線写真も必ず専用のビニール袋に収納し,
直接手が触れないようにします.これは,パノラ
マX線写真でも同様です.また,当然のことです
が,デンタルX線写真の場合は,裏表を間違えな
いように確認しながら収納します.左右とも修復
処置がされてない場合,収納ミスに気づかないこ
とがあり,重大な医療事故を招く可能性もあります.

当院では患者ファイルにカルテやプロービング
チャート,治療計画書,見積書,初診時の口腔内
写真,X線写真などすべての情報を収納するよう
にしています(経過の口腔内写真は撮影記録を残し
別途収納,図5).患者ファイルにX線写真を入れ
ておくことで,つねにX線写真と照らし合わせな
がら治療を進めることができ,過去のX線写真も
すぐに取り出せるため比較検討を瞬時に行うことが
できます."つねにX線写真を確認できる状態にし
ておく"というのがとても重要で,小さな変化を見
逃さない確実な臨床につながっていくものと考えて
います(図6).これは,歯周治療の基本セットに
プローブを入れておくことで,歯周組織の状態をい
つでも把握できるようにするのと似ているかもしれ

ません.

X線写真の保管・今後の課題

現在,歯科界にもデジタル化の波がきており,
院内LANを利用して,チェアサイドのモニタに
口腔内写真やX線写真の画像を写して治療の説明
をしている医院も多いようです.アナログX線写
真を使用している医院でも,過去のX線写真をデ
ジタル化することの有効性は計りしれません.い
まだ画質の点ではデジタルX線写真よりもアナロ
グX線写真に分があるといわれる現状では,ス
キャナーやデジタルカメラを用いてX線写真をデ
ジタル化し,同時にフィルムを収納する院内のシス
テムを構築していくことも必要といえるでしょう.

6 デジタルX線写真のセッティング

熊本市・松永歯科医院
松永　久（歯科医師）

はじめに

　Chapter1-3で述べたとおり，デジタルX線写真の撮影方法にはIP方式とCCD方式があります．当院では，画像の規格性の維持とX線照射器など従来のシステムをそのまま使用する目的でIP方式を採用しています．そこで本項ではIP方式でのセッティングと撮影，取り扱いなどについてお伝えします．（CCD方式のセッティングは，Column 1参照）

フィルム装填（パノラマ・デンタル）

　IP方式の大きな特徴として，多くのIPは従来のアナログX線写真フィルムとほぼ同じサイズ，厚さとなっています．パノラマX線写真を撮影するときはフィルムを装填するカセッテをそのまま使用することができます（図1）．

　口内法デンタルX線写真においては，アナログフィルムに相当するIP（Imaging Plate）はむき出しの状態になっているため，専用の保護袋に装填するようになっています（図2）．その目的は，①表面が傷つくのを防ぐ，②口腔内でIP表面が直接唾液などに曝されないようにし，感染を防止する，③外光からの露光防止，④人体の保護（IP表面に塗布してある発光体に有害なリン化合物が使用されているため），などです．

　当院では，院内感染防止のために撮影インジケーターのバイトブロックの上からさらに市販のポリ袋（ヘイコーポリ NO.1，ヘイコーパック）をかぶせ，口腔内にセットするようにしています（図3）．

撮影

　パノラマおよびデンタルX線写真撮影はアナログX線写真撮影と同様に行います．IP方式はX線照射器や口腔内撮影用インジケーター（図4）

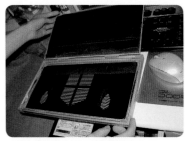

図1　パノラマX線写真用のIPを保護シートに入れ，さらにカセッテに装填している

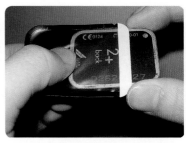

図2　IPを保護袋に装填している

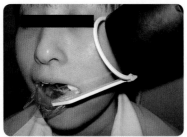

図3　感染防止のために撮影インジケーターのバイトブロックの上からさらにポリ袋をかぶせて撮影

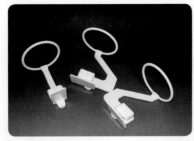

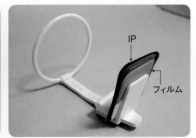

図4（左） 口腔内撮影用のインジケーター

アナログX線写真のものをそのまま流用できる（阪神技術研究所）

図5（右） インジケーターに装着したIPの後部にアナログフィルムを重ねている様子

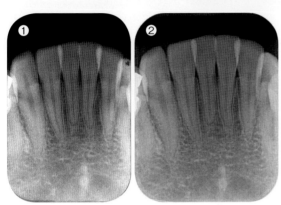

図6 ①アナログX線写真，②デジタルX線写真（IP方式）

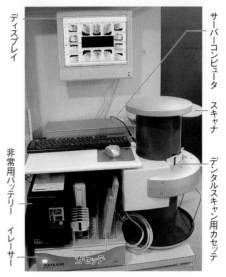

図7 ビスタスキャン（Dürr Dental，ヨシダ）とのスキャナ，サーバーコンピュータと周辺機器の設置状況

現在，スキャナの多くにはイレーサーが組み込まれている

などの撮影器具をそのまま応用することが可能で，アナログフィルムと同じ規格性をもったX線画像が得られます．また，X線の照射に関しては，従来のアナログX線撮影時照射量の約80％で行います．当院はデンタルX線写真の場合，アナログフィルムとデジタルを併用しており，同一部位でアナログX線写真も撮影する場合はIPの後部にアナログフィルム（高感度X線フィルム「インサイト」，ケアストリームヘルス）を重ねて設置し撮影をしています（図5，6）．

スキャニングによる画像作成

IP方式での画像のスキャニングには，「ビスタスキャン」（Dürr Dental，ヨシダ）を使用しています．図7の写真はスキャナ，サーバーコンピュータと周辺機器の設置状態です．円筒形のスキャナの横に設置した板にキーボードを置き，そ

の下にカセッテや非常用バッテリー，さらに撮影後IPに蓄積された情報を初期化するイレーサーを置いています．X線写真の並び替え，保存処理などは壁に取りつけたディスプレイを見ながら行います．

10枚法，14枚法で撮影したデンタルX線写真は，規格化されたマウント枠に画像をマウスでドラッグするなどの操作で簡単に並べることができます（図8）．

よりよい画質を得るための注意点

IP方式でよりよい画像を得るためには，以下

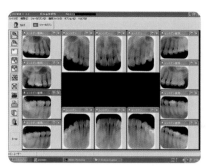

図8 デジタルX線写真では，規格化されたマウント枠に画像をマウスでドラッグするなどして簡単に並べることができる

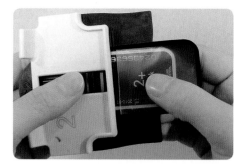

図9 デンタルスキャン用カセッテに撮影後のIPを入れている

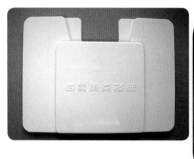
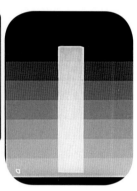

図10 コントラストチェッカー（東京技研）
新しいIPを入手した際に標準画像（マスター）として対照するものをつくっておくとよい

（標準画像）

の点に注意する必要があります．

❶ 撮影前にイレーサーでIPを初期化する

当院のシステムでは，口内法用のデンタルサイズIPはイレーサーで初期化するとともに，イレーサー内で保存しています．そうすることで，イレーサーの蓋を開け閉めするたびに作動するため，IPを使用する際にはつねに初期化状態となっています．しかしながら，大気中には自然に存在する放射線があり，長期間使用しないときはその影響を受けるようです．イレーサーに入れておいたIPは半日程度では影響を受けないようですが，長い休みの後などは一度初期化するほうがよいと思われます．

注意が必要なのは，イレーサーに入れずに保存してあるIPです．当院の場合，パノラマX線写真とセファログラムのIPは，使用後に一度初期化するものの，その後はイレーサーの中ではな

く，カセッテに入れて保存しています（図9）．このような場合は数日間，もしくは数週間大気中の自然放射線に曝されていることになるため，必ず使用前にイレーサーに入れ初期化する必要があります．その作業を怠ると画像が不鮮明となります．

❷ IPの劣化をコントラストチェッカーで確認しよう

IPは，使用とともに徐々に劣化するため，その程度に気づかないまま使用してしまうことがあります．デンタルX線写真サイズのIPの場合，新しいIPを入手したときに「コントラストチェッカー」（東京技研）で撮影した画像を標準画像（マスター）として対照をつくっておくと，劣化の程度を比較できます．当院ではサーバーコンピュータにフォルダをつくり，標準画像を保存しています（図10）．

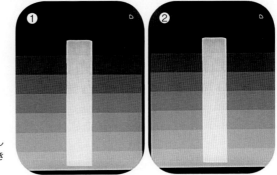

図11　露光によるIP画質への影響
①イレーサーから取り出した直後にコントラストチェッカーで撮影したもの，②5分間室内光に露光させた後に撮影したもの．両者に大きな違いはみられない

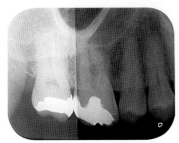

図12　撮影後の露光の影響
IPの左側のみを30秒間露光させた例．左側が白抜けしている

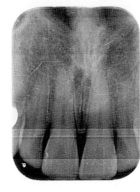

図13　スキャナの読み取り部にゴミが付着している場合の像
全体に規則的なラインが出ている

❸ IPの室内光露光に注意しよう

　IP方式ではIPを保護袋もしくはカセッテに装填する際，また撮影後スキャニングのためにスキャナへ入れる際には暗室（暗箱）で行わないため，少なからず室内光に露光します．それは撮影画像に影響はないのでしょうか？　そこで実験的検証をしてみたところ，以下のようなことがわかりました．

　1）IPの撮影前の露光（保護袋やカセッテに装填するまで）：イレーサーから取り出した直後のIPと室内光で露光させたIPとをコントラストチェッカーにて撮影して比較してみたところ，5分間露光させても両者には大きな変化はみられませんでした（図11）．イレーサーからIPを出し，保護袋，カセッテに入れるまでの数秒から十秒程度の露光はほとんど問題がないと思われます．

　2）撮影後のIPを露光させた場合（保護袋，カセッテから出しスキャナへ入れるまで）：図12は，口腔内撮影後IPの左側だけ30秒間室内灯に露光させたもので，その部分は極端に白く色抜けしています．これは先ほどの撮影前に露光させたものと違い，短時間で大きな変化が起こりました．このことにより，IPは撮影前の室内光露光に対しては大きな影響を受けないが，撮影後の露光に関してはごく短時間で大きな影響を受けることがわかりました．したがって，撮影後スキャナに入れるまでの露光は極力避け，短時間で行う必要があることがわかりました．

スキャニング時の機械的な問題

　図13のように，フィルム全体に規則的なラインが出る場合は，機械の問題もしくはスキャナの読み取り部にゴミが付着していることなどがあるようです．それは一時的なこともあれば，つねに同じ問題を起こすこともあります．このような場合は，機械の調整をメーカーに依頼する必要があります．

7 デジタルX線写真の画像処理・データ管理

熊本市・松永歯科医院
松永　久（歯科医師）

はじめに

アナログX線写真における画像処理では，現像液の質，温度，現像時間などの管理，さらに定着，水洗，乾燥など，場合によっては繁雑で繊細な作業が必要となり，これら一つひとつの工程がX線写真の質に影響してきます．

対して，これらの工程が不必要なデジタルX線写真撮影においては，つねに機械的な規格性を保つことができ，さまざまな処理を必要とするアナログX線写真と比較して，画像表示までの時間が短くてすむ，という利点があります．さらに，一般的にアナログX線写真に比べて被曝量が少ないこと，現像液，定着液の管理，排液の問題などがないこともメリットといえます．

本稿では，当院で使用しているIP方式の「ビスタスキャン」（Dürr Dental，ヨシダ）での画像処理，データ管理について解説します．

デジタルX線写真の画像処理

❶ 画像の拡大と反転

撮影されたデジタルX線写真はディスプレイに映し出され，パノラマX線写真，デンタルX線写真ともにディスプレイが許す大きさまで任意に拡大することができます．画質が荒れない程度に拡大することにより，より見やすい画像となり

ます．さらに，一般的なX線写真の表示では，患者さんが自分から見て左右逆に表示されるため，指摘された部位をすぐに把握することが難しい場合もあるようです．このような場合，画像反転機能を用いることにより理解していただきやすくなります（図1）．

❷ 濃度・コントラスト調整

デジタルX線写真では，撮影部位や条件により画像が濃くなったり，薄くなったりすることがありますが，濃度調整機能を使うことで，自由に調整を行うことができます．また，コントラスト（明るい部分と暗い部分の差）を調整することで，より強調された画像を得ることもできます．これらの機能を使うことにより，骨梁や歯肉の厚みを明瞭化することができます（図2）．

❸ 距離・角度測定

2点間の距離を測定したり，2線間の角度測定ができます．これはあくまでもおおまかな目安と

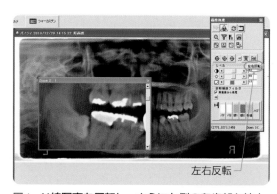

図1　X線写真を反転し，さらに左側の臼歯部を拡大

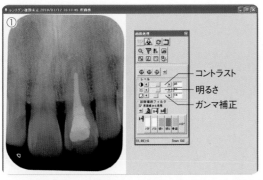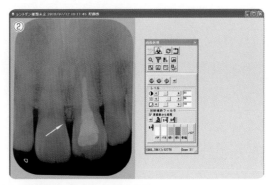

図2　明るさやコントラストを調整することで，骨梁や歯肉の厚みを明瞭化することができる
①調整前，②調整後. 1|1間の骨梁が明瞭になった（矢印）

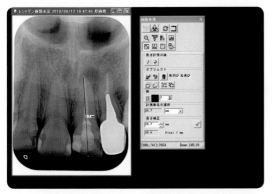

図3　根管長や歯肉の厚み，歯根間距離などの測定を
X線写真上で行うことができる

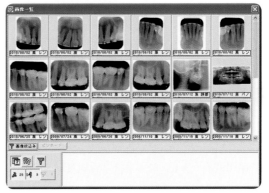

図4　フォルダに保存された画像データ

して用いますが，特にデンタルX線写真の場合，インジケーターなどで規格化された撮影を行えば，実測に近い正確な測定値が出ます．根管長や歯肉の厚み，歯根間距離などの測定に用います（図3）．

デジタルX線写真のデータ管理

❶データの整理・保存

　画像データの整理には，さまざまなソフトなどが販売されていますが，当院ではビスタスキャン（ヨシダ）システムに付属したソフトウエアを用いています．そこに，基本的な患者データ（カルテ番号，氏名など）を入力し，フォルダのなかに撮影した画像を時間軸で保存していきます（図4）．

❷検　索

　画像はデジタルデータとしてコンピュータのなかに保存してありますので，検索はお手のものです．カルテ番号，氏名，撮影日時などから必要時に問題なく検索できます（図5）．

❸バックアップシステム

　画像データの安全な長期保存という観点からは，バックアップが必要不可欠です．当院では，サーバーコンピュータ本体と本体の横においてある外付けハードディスクへのバックアップ，さらにLANで接続されている，離れた場所にあるコンピュータにも毎日定期的にバックアップするよう設定してあります．

❹データの共有・転送（院内LAN，メール送付）

　デジタルデータのメリットの1つに，データの

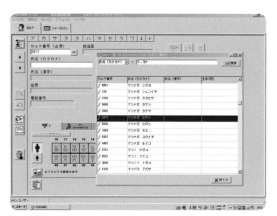

図5　画像データの検索

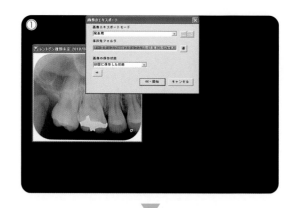

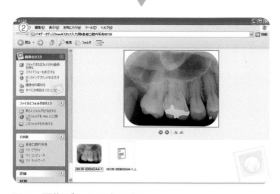

図6　画像データの書き出し
①保存先のフォルダを選択，② JPEG などの画像データとして書き出すことができる

共有が簡単にできることがあります．当院では院内 LAN を設け，デジタル X 線写真は専用のサーバーコンピュータに，口腔内写真等は他のサーバーコンピュータで管理しています．さらに，これらのサーバーコンピュータとチェアに設置された子機 6 台がそれぞれに同じ回路でつながっており，X 線写真や口腔内写真が閲覧，共有できます．また，X 線写真などのデータはいつでもメールで外部へ送ることができるようになっています．転勤などで遠隔地に転居された方のデータを，紹介先の先生に送信することができます．

❺ エキスポート（データの書き出し）

データの共有，転送と関連しますが，「ビスタスキャン」では保存されている X 線写真データを書き出すシステムがあります（図6）．数種の形式で書き出しが可能ですが，一般的な形式としては「JPEG 形式」「TIFF 形式」「BMP 形式」があります．

書き出したデータをメールなどで送る以外に，PowerPoint（マイクロソフト）や Keynote（アップル）などのプレゼンテーションソフトに取り込み，院内勉強会や研究会の発表などに使用したり，患者さんに渡す説明用資料に貼りつけたりとその応用法は多岐に渡ります．

❻ 画像のプリントアウト

当院の IP システムソフトでは，選択した画像を直接プリントアウトする機能もあります．これを用いると市販ソフト上で処理する必要がなく，簡単にプリントアウトできます．たとえば，パノラマ X 線写真をプリントアウトし，説明のため患者さんに渡したいときなどに便利な機能です（図7）．

現在，当院では口外法の X 線写真（パノラマ X 線写真やセファログラムなど）はすべて IP 方式のデジタル X 線写真で撮影しています．一方で，高い画質精度を求める必要のあるデンタル X 線写真撮影の場合（初診時，治療終了時，メインテナンス時など）は，画質のよいアナログ X 線写真を併用しています．しかしながら，昨今，IP

の改良による画質の改善は目を見張るものがあります．一般的な光学カメラの写真がそうであったように，歯科用X線写真もデジタル方式にとって代わるときはそう遠くないのではないでしょうか.

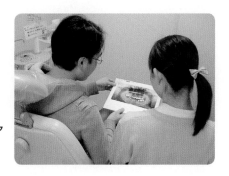

図7　X線写真を患者さんにプリントアウトして渡す

Column⋯❶

CCD方式のデジタルX線写真のセッティング

熊本県菊池市・髙木歯科クリニック
髙木公康（歯科医師）

　IP方式のデジタルX線写真の場合，アナログフィルムとIPのサイズに差がありません．したがって，撮影方法も従来の注意点を遵守すればよいことになります．ところがCCD方式の場合は，従来のフィルムに当たる部分がCCDセンサー受光部から構成されています（図1）．この受光部はCCDセンサーのほかシンチレーター，光ファイバー，フォトダイオードが組み込まれるため，厚さが数mmと厚くなるほか，従来のフィルムよりサイズが一回り小さく，撮影可能な範囲が狭くなります．このようなことから，撮影時に位置づけが難しい，患者さんが違和感をもちやすいなどの問題点があります．

　対策として，センサー部をインジケーターに装着し，口腔内に固定して撮影するCCDセンサー用インジケーターが各社から発売されていますが（図2, 3），

センサーが硬くて厚い，口腔外に伸びるコードが重い，などの問題があり規格性のある位置づけはなかなか困難です．また，サイズが小さいために臼歯部では約1.5歯分ほどしか写らないため，撮影する歯のターゲットを絞るか，数枚に分けて撮影するかを選択しなくてはなりません．

　以上のことから当院では，歯周病などで，全顎的な治療の必要がある患者さんの初診時や経過観察時といったセンシティブな診断，観察の必要がある症例はアナログX線写真を撮影しています．一方，照射時間が短いという点から，妊婦や嘔吐反射の強い方，小児，口腔内でのフイルム固定が困難な方への使用のほか，根管充塡や補綴物セット前の適合の確認，インプラントの埋入方向の確認には積極的にCCD方式のデジタルX線写真を使用しています．

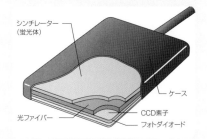

シンチレーター（蛍光体）
ケース
光ファイバー
CCD素子
フォトダイオード

図1　CCDセンサーの構造

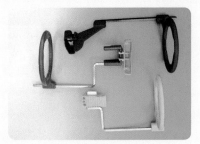

図2　CCD用インジケーター

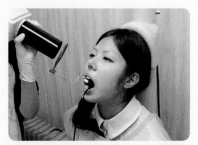

図3　CCD用インジケーターでの位置づけ

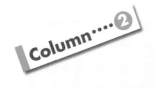

被曝による影響について
―術者の防護・患者さんへの説明―

熊本市・牛島歯科医院
牛島　隆（歯科医師）

　X線写真撮影による被曝について，患者さんへの説明や術者の安全について考えてみましょう．結論からいえば，歯科医療で扱うX線写真による被曝の量はきわめて少量で十分安全な範囲です．

　歯科でのX線写真撮影における放射線は，私たちが普段の生活のなかで1年間に浴びている自然の放射線（宇宙線，放射性の粉じんなど）の総量の1/100程度の量です（図1）．鉛のエプロンをつけることで線量はさらに減少します．最近では歯科用CTも広まってきていますが，医科で用いられるCT検査に比べると，非常に放射線量は少なくすみます．通常のデンタルX線写真の実効線量[*1]は0.0163〜0.0391mSv（ミリシーベルト），パノラマX線写真は0.0399〜0.0436mSv程度といわれており，当然パノラマX線写真よりもデンタルX線写真の10枚撮影法の方が合計線量は大きくなりますが，撮影頻度を考えてもさほど問題にはならないでしょう．さらに，近年ではデジタル化が進み，従来よりもさらに被曝量は少なくなっています．

　妊娠時におけるX線の影響がよく問題になりますが，放射線の胎児に対する影響は100mSv以上となっており，歯科X線写真撮影ではほとんど問題はありません（図2）．さらに，照射部位が子宮から離れており，厚さ0.3mm以上の鉛入り防護エプロンを使用することにより，放射線量を約100分の1まで低くします．またそのほかの臓器への影響もほとんどなく，安全であることを患者さんに伝えてください．

　また，X線撮影室は鉛などで遮蔽されていて，外部に漏洩しないよう設計されているので，室外での術者の被曝はほとんどないと考えていいと思います．しかし，定期的な放射線漏洩測定作業を行うことが求められています．

● 参考文献
　1）草間朋子：妊娠と放射線．日本医師会雑誌，**124**（3）：367〜370，2000.
　2）村上秀明：歯科診療における被爆．デンタルハイジーン別冊／もっと生かそう　X線写真．1997，86〜91.

[*1]実効線量：放射線防護の目的から，放射線の人体に対する影響の程度を考えて定められた単位
[*2]しきい値（閾値）：影響が出る最低値

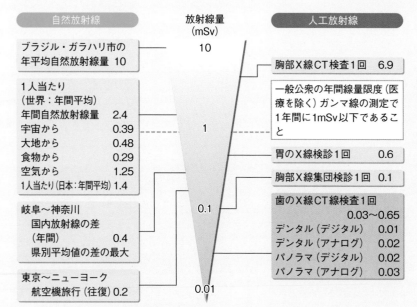

図1　日常生活と人工の放射線熱量の比較

臓器	影響	しきい値[*2]（mSv）
精巣	永久的不妊	3,500
卵巣	不妊	2,500〜6,000
水晶体	白内障	5,000
骨髄	造血機能低下	500
胎児	奇形発生	100
	精神遅滞	120〜200

図2　放射線被曝による影響[2]

Chapter

3

X線写真を
読み取ってみよう

正常な状態から, 齲蝕, 歯周病, 根尖病変などの
さまざまな病態, 治療や経過観察中の変化ま
で, X線写真から情報を読み取る能力に磨きを
かけましょう!

1 正常像を知ろう

熊本県天草市・松田歯科医院
松田光正（歯科医師）

① 40 歳，女性のほぼ正常な臼歯部の X 線写真像．充塡はあるものの歯槽骨骨頂部，歯根膜腔の連続性が保たれている

隣接面が重なって撮影されていると齲蝕が見えにくくなる

歯槽骨骨頂部の連続性
（歯周病の有無，進行の程度を確認）

①

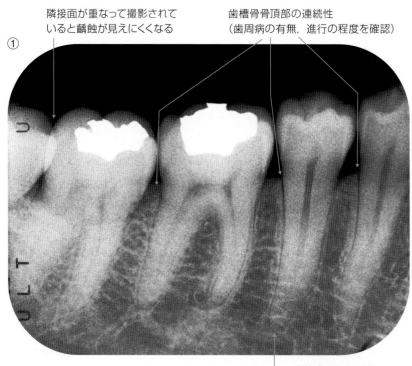

歯根膜腔の連続性
（根尖病変の有無を確認）

②左ページと同じ患者さんの上顎前歯部X線写真像とそのト
レース像. エナメル質の連続性が保たれている

②

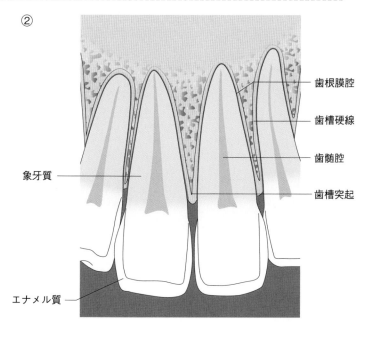

象牙質 ——

エナメル質 ——

歯根膜腔
歯槽硬線
歯髄腔
歯槽突起

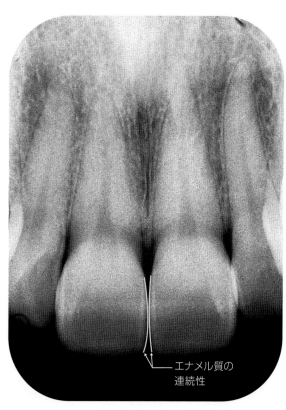

エナメル質の
連続性

読み取りの POINT

▶デンタルX線写真から齲蝕や歯周病などの病態を見逃さないために大切なことは,
「正常像を知り, 正常と異なる点をみつけること」です

▶SPT・メインテナンスにおいて歯科衛生士が担う役割が増すなか, 歯科医師のみなら
ず, 歯科衛生士にもデンタルX線写真から情報を読み取る力が求められています

▶齲蝕の有無は「歯の硬組織 (エナメル質) の連続性」を, 歯周病では「歯槽骨骨頂部の
連続性」を, 根尖病変, 咬合性外傷では「歯根膜腔の連続性」をチェックしましょう!

☑ DHの**チェックポイント**

X線写真では口唇，歯肉，歯髄などの軟組織やセラミック，即時重合レジンなどの補綴・修復物は見えません．見えるのは歯，歯槽骨などの硬組織，補綴物の金属や充塡用レジンなどに限られます．限られた"見える像"から正常と異常を見分ける観察眼を養うことは重要です．歯も歯周組織も正常であるためのキーワードは「連続性があるか」です．

齲蝕があると歯の硬組織の連続性がなくなり，歯周炎では歯槽骨（骨頂部）の連続性がなくなります．まずは健康な状態のデンタルX線写真像を頭にインプットしておき，齲蝕では「硬組織（エナメル質）の連続性」，歯周炎では「歯槽骨骨頂部の連続性」，根分岐部病変や咬合性外傷であれば「歯根膜腔の連続性」を見ることが大切です．とりわけ隣接面齲蝕において，初期の齲蝕の発見にデンタルX線写真は有効です．エナメル質や根面のセメント質の連続性が失われていないかをチェックしましょう．その際には，隣接面が重ならずに撮影されていることが重要です．

▌歯槽骨骨頂部の連続性

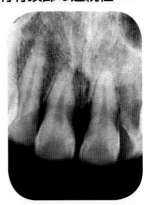

図1 歯槽骨骨頂部の連続性（歯周病の有無）
上顎左右中切歯の間を見ると，|1 の骨頂部に連続性がない．これは骨縁下欠損の存在を表している

▌歯槽骨骨頂部の位置

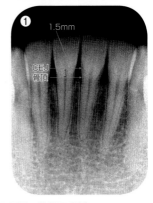

図2 骨頂部の位置の観察
①の正常な歯槽骨骨頂部の位置はセメント―エナメル境（CEJ）から1.5mm根尖寄りである．②のように歯槽骨骨頂部とCEJがそれ以上離れていれば歯槽骨骨頂部に連続性があっても水平性骨吸収があることを意味する

▌歯根膜腔の連続性，根，根尖の状態

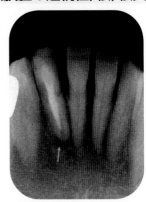

図3 歯根膜腔の連続性の観察
歯根膜腔の連続性を観察することで，根分岐部病変や咬合性外傷の存在がわかる．根尖付近の歯根膜腔に連続性がなければ，根尖病変が疑われる．|2 根尖付近には，根尖孔を中心に同心円状に透過像がみられる

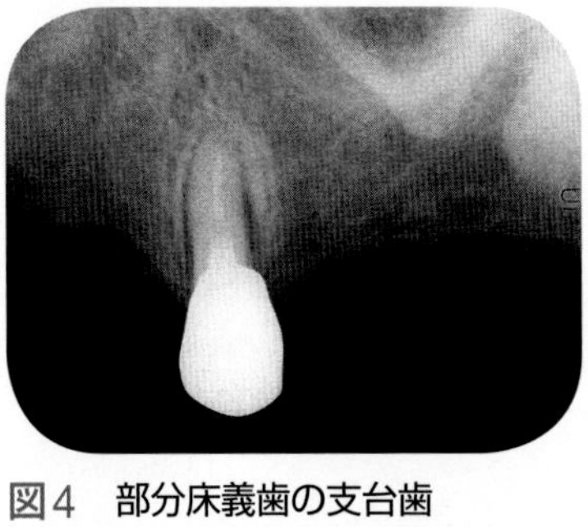

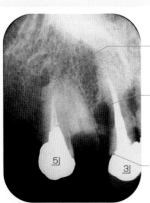

図4 部分床義歯の支台歯
根尖付近と歯頸部付近の歯根膜腔の幅には連続性がない．歯根周囲の歯槽骨は周囲の歯槽骨に比べると不透過像が亢進している（白く見える部分）．歯根と相似形に不透過像が存在することから，セメント質剥離の可能性もある

図5 根の形態，根尖の状態
3|遠心は根の外形に陥凹があり連続性がない．歯根の外部吸収の可能性が考えられる．また，|5 根尖は歯根膜腔の連続性が断たれており，根尖にも陥凹がある．根尖病変によって歯根吸収が生じている

正常像との比較

図6　30代，女性のほぼ健康な歯列

1枚ずつのデンタルX線写真で歯や歯槽骨骨頂の連続性が確認できたら，次はすこし大きな視点でデンタルX線写真10枚法の全体を見ていく．歯列不正がなければ歯槽骨骨頂は大臼歯から前歯にかけて連続性が保たれているはずである

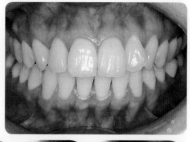

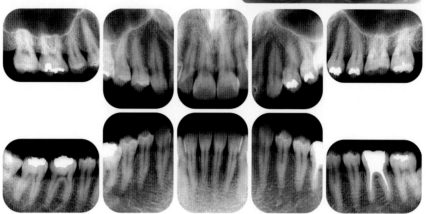

図7　水平性の骨吸収，骨縁下欠損のある重度歯周炎の40代，男性

歯列が正常であっても歯槽骨骨頂の連続性がなければ健康な状態とはいえない．デンタルX線写真から歯槽骨骨頂のラインにまったく連続性がないことがわかる

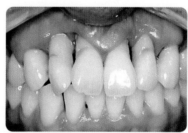

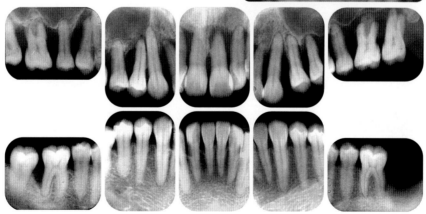

● 参考文献

1）北川原　健編著，永田省藏ほか著：BASIC Peridontics1：オリエンテーション・治療開始時の診査・診断・説明・モチベーション・治療と再評価・症例から. 医歯薬出版, 1999.

2 パノラマX線写真を読もう

熊本県天草市・松田歯科医院
松田光正（歯科医師）

40歳，女性．

7| クラウンの脱落を主訴に来院された際のパノラマX線写真．主訴以外にも左右下顎埋伏智歯に問題がありそうである．パノラマX線写真はデンタルX線写真に比べると個々の歯は不鮮明だが，デンタルX線写真のみでは得られない多くの情報を読み取ることができる

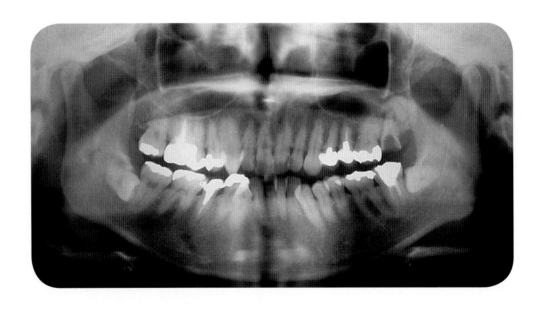

パノラマX線写真のチェックポイント

①左右対称かどうか	顎関節や下顎骨の形態，透過度，不透過性の左右差
②歯（上下歯列，歯槽骨）	歯髄，齲蝕，歯石，補綴・充填物，根管充填材，歯槽骨の吸収，根尖病変，欠損，歯列の変化，智歯，埋伏歯，交換期であれば歯胚の交換状態
③顎関節（下顎頭[*1]・関節結節[*2]）	下顎頭，関節結節の形態，左右対称性（関節円板は写らない）
④下顎骨，下顎管[*3]，オトガイ孔	●下顎角の張りなどの下顎骨の形態，透過像，不透過像の有無 ●下顎管の位置，歯との距離，オトガイ孔の位置
⑤上顎洞，鼻腔，鼻中隔	正常な上顎洞は空気で満たされており，透過像となっている．炎症があると不透過像となる

[*1] 下顎頭：下顎枝の後方の楕円形の突起．顎関節の関節頭として働く
[*2] 関節結節：側頭骨頬骨突起の基部の前面で，下顎窩の前縁を形成する隆起．顎関節の関節窩となる
[*3] 下顎管：下顎枝の中央からオトガイ孔にかけての顎骨上にみられる透過性の管で，下歯槽神経・下歯槽静脈が通っている

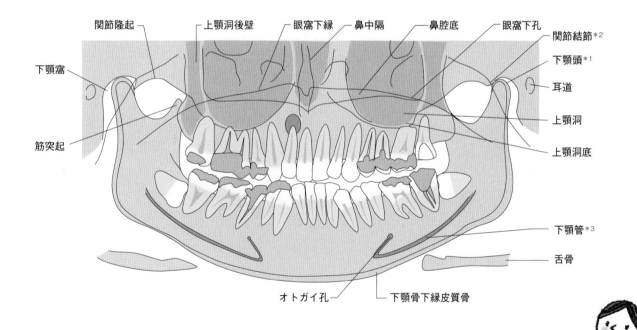

関節隆起　上顎洞後壁　眼窩下縁　鼻中隔　鼻腔底　眼窩下孔　関節結節[*2]

下顎窩　下顎頭[*1]　耳道　上顎洞　上顎洞底

筋突起

下顎管[*3]　舌骨

オトガイ孔　下顎骨下縁皮質骨

読み取りの POINT

▶ パノラマX線写真からは，下顎骨の形態，埋伏歯の有無，上顎洞と歯の位置関係，下顎頭，上下残存歯の配置（対向関係）など，多くの情報を読み取ることができる

▶ デンタルX線写真と併用すれば非常に有効なツールとなる！

☑ DHのチェックポイント

口外法X線写真であるパノラマX線写真（オルソパントモグラフィ）は古くからある撮影法ですが，デンタルX線写真に比べて診療に活用されることが少ないようです．これは，口腔外から撮影するため，前歯部では頸椎により不鮮明な画像になりやすいことや，1歯ずつの観察がしづらいことが原因と思われます．また，頭部の位置づけ状態によっては歪んだ画像になりやすいことも一因でしょう．しかし，パノラマX線写真からは，下顎骨全体，埋伏歯の有無，上顎洞と歯の位置関係，下顎頭，上下残存歯の配置（対向関係）など，デンタルX線写真のみでは得られない多くの情報を読み取ることができます．デンタルX線写真と併用すればより多くの情報を読み取ることができ，治療にはもちろん，患者さんへの説明においても大きな役割を果たしてくれる効果的なツールとなりえます．

▌頭部の位置づけによって画像は大きく異なって見える（図1）

パノラマX線写真の撮影では，フランクフルト平面*4，正中矢状面*5，上顎犬歯遠心面など各装置により基準面が設けられています．これらの基準面を守らずに撮影すると，X線写真像は実像と大きく異なったものになります．

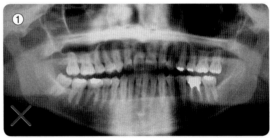
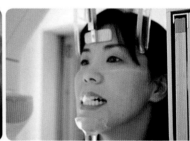

図1 頭部の位置づけによるX線写真像の違い

①基準面のフランクフルト平面が守られておらず，下顎を突き出した位置となっているため，臼歯部咬合平面が下がっている

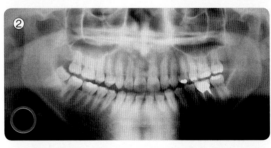
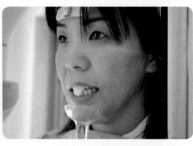

②基準面が守られた適正な位置づけ．頸椎により前歯部はやや見づらいが，咬合平面はほぼそろっている

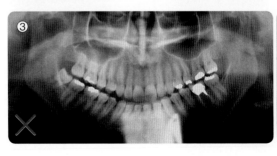
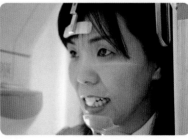

③前頭部の位置づけが悪く，下顎を後方に引いてしまった状態．下顎骨が大きく歪み，咬合平面がⅤ字状になっている．①③では下顎頭の形態も異なって見えてしまうことに注意

＊4 フランクフルト平面：眼窩の下点と左右の耳珠（耳の顔側の外耳道の入り口にある出っ張り）上縁を含む仮想平面
＊5 正中矢状面：生物・物を正中で縦断して中心で左右に2等分する仮想平面

パノラマX線写真から見えること①（下顎骨の形態, 図2）

パノラマX線写真では「広い視点」で口腔全体を観察することができます. 歯牙単位で細部を観察するよりは, 全体的な視点, とりわけ左右の対称性に着目して観察してみましょう.

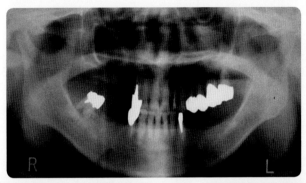

①1993. 11.

図2　初診時69歳, 女性
欠損の進行に伴う11年間の変化. 下顎左側臼歯部の下顎骨は上顎残存歯の影響で大きく吸収してきていることがわかる. 規格性をもって撮影されていれば下顎骨形態の経時的な変化を読み取ることができる

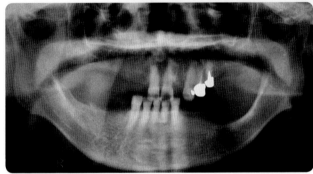

②2003. 7.

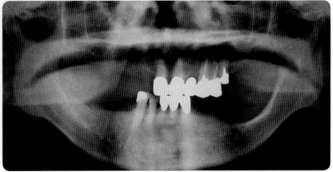

③2004. 7.

パノラマX線写真から見えること②（下顎頭の形状と対称性, 図3, 4）

パノラマX線写真では下顎頭を観察することができます. 下顎頭の形状は, 標準型, スティック型, 棍棒型, スロープ型, フック型などさまざまあります. 棍棒型は咬合力が強いこと, 下顎頭が細くなっているフック型やスティック型, ス

ロープ型では顎関節の機能障害を疑うことができます. 一方, 左右が非対称である場合, 顎関節の機能障害, 顎運動のズレ, さらには異常な咬合接触の可能性があると考えられています.

標準型　　スティック型　　棍棒型　　スロープ型　　フック型

図3　下顎頭の形態の分類
スティック型は咬合力が弱い場合が, 棍棒型は咬合力が強いことが多いといわれている. スティック型, スロープ型やフック型はTMD（顎関節症）などの場合もある[2]

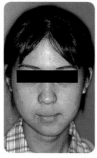
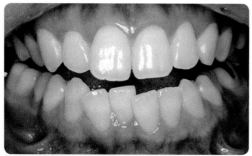
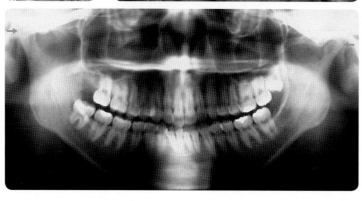

図4　開口障害を主訴に来院した20代，女性
左右顔貌の非対称性や下顎左側の歯の舌側傾斜が観察される．
パノラマX線写真でも左右下顎頭の非対称性が認められ（青矢
印），下顎左側の劣成長が原因と考えられた

■ パノラマX線写真から見えること③（下顎体と下顎枝から咬合力を推測する，図5）

　咀嚼に大きく関与する咬筋は，下顎枝に付着し
ているため，咬筋が発達していると咀嚼力も大き
くなり，咬合力が過大になることが推測されま
す．

　パノラマX線写真から下顎体と下顎枝の角度
が鋭角であるほど咬合力も大きいことが考えら
れ，ブラキシズムの有無，補綴物の材質や強度を
検討する資料になります．

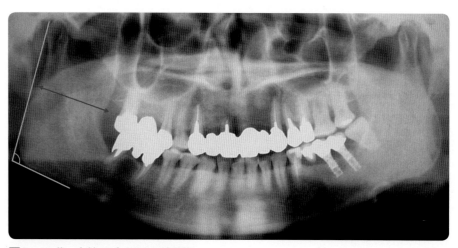
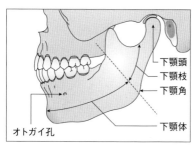

下顎頭
下顎枝
下顎角
下顎体
オトガイ孔

図5　50代，女性のパノラマX線写真
下顎枝の幅（青）が広く，下顎体と下顎枝のなす角度が小さい（緑）．咀嚼に大きな役割を果たす咬筋が付着
している下顎枝が発達していることから，大きな咬合力を発揮していることが推測される．喪失歯はほとん
ど歯根破折や根分岐部病変の進行など咬合力による影響が原因だった

■パノラマX線写真から見えること④（上下顎の歯の対向関係，図6）

　パノラマX線写真では，上下顎のどこに歯が残存し，どこが欠損しているかが一目瞭然です．残存歯による加圧条件，対顎の受圧条件など上下顎の残存歯のバランスを患者さんに理解してもらうにあたって有効なツールとなります．

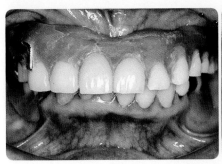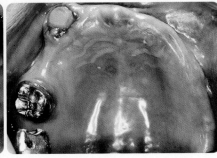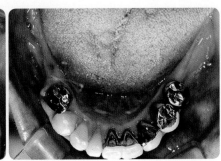

図6　70代，女性．上顎部分床義歯が落ちやすいことを主訴に来院
①鉤歯である3|に発赤，腫脹がみられる

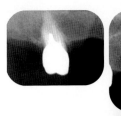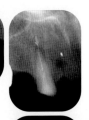

②デンタルX線写真では3|の歯根膜腔の拡大がみられる．個々の歯の状態はデンタルX線写真のほうが鮮明であるが，上下顎の歯の配置はパノラマX線写真でないとわからない

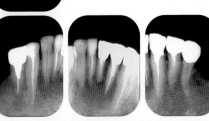

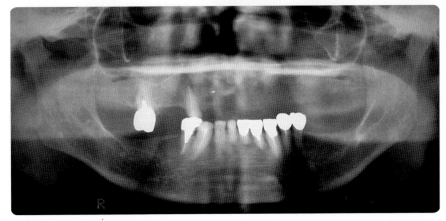

③パノラマX線写真では上下顎の歯の配置は一目瞭然である．義歯の脱落や3|の歯根膜腔の拡大は，上下顎残存歯の配置がすれ違い傾向が原因であることがわかる

● 参考文献：
1) Brigit Junfin Glass：パノラマX線写真の事故例と対処法. コダック, 東京, 2002.
2) 野田義巳：あるスタディグループの歩み：パントモ写真にみられる顆頭形態. 而至歯科工業, 東京, 1990, 180.
3) 熊谷真一：ドリルで学ぶ　入門X線写真　パノラマX線写真を読もう. デンタルハイジーン, 28(10)：5〜8, 2008.

3 歯周病の病態1
―歯周病の基本的な病態―

静岡県浜松市・くまがい歯科クリニック
熊谷真一（歯科医師）

38歳，女性．
歯肉からの出血を主訴に
来院．歯科医院に来院す
るのは久しぶりであった．
全顎的に中等度の歯周病
に罹患しており，歯石も
多く沈着していた．⏌6⏌に
は2度の根分岐部病変
が認められた．

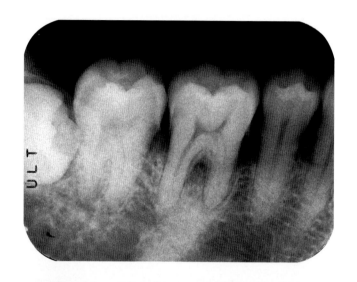

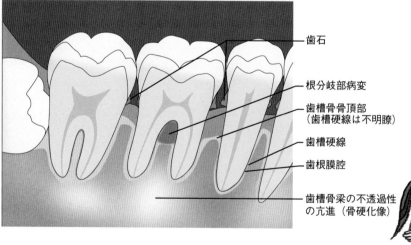

歯石

根分岐部病変

歯槽骨骨頂部
（歯槽硬線は不明瞭）

歯槽硬線

歯根膜腔

歯槽骨梁の不透過性
の亢進（骨硬化像）

読み取りの POINT

▶ 確認すべきことは，歯槽骨の吸収量，歯槽骨骨頂部の形態，歯槽硬線，歯根
　膜腔，歯槽骨梁，の状態です

▶ 歯根の形態，歯石の付着の有無，歯根の近接度，補綴物・充塡物の適合状態
　など，歯周治療にかかわる情報も読み取ります

☑ DHのチェックポイント

歯周病は歯槽骨吸収のタイプにより難易度が変わります。口腔内の歯槽骨の幅や凹凸，皮質骨の厚み，歯槽骨の頬舌側の高さの差によるX線像の濃淡を確認しながら，どのような歯槽骨の吸収が生じているかをチェックしましょう．

炎症や力の問題があると，歯槽硬線は不明瞭，あるいは消失します．また，歯槽骨梁も不明瞭となり，不透過像として現れます．急性炎症があるときには透過像となり，プロービング値も大きくなりますが，炎症が軽減すると回復するため，SRPなどをすぐに行わず炎症が落ち着くまで様子をみることも必要です．

■ 水平性骨吸収と垂直性骨吸収（図1）

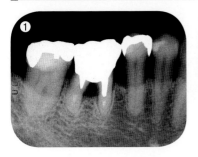
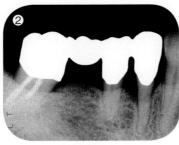

①水平性骨吸収．水平性骨吸収は，歯槽骨の吸収量が大きくても，炎症のコントロールで回復することが比較的多い

②垂直性骨吸収．1歯〜数歯の垂直性吸収は，炎症のコントロールに加えて，咬合調整などの"力のコントロール"で対応する．多数歯の垂直性吸収は進行が速く，ブラキシズムなど力の問題が大きく影響していることが多いため，一般に対応が難しい

■ 歯槽骨骨頂部歯槽硬線（図2）

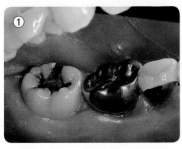
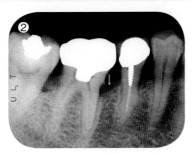
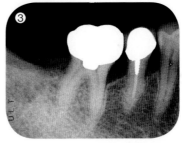

①61歳，女性．中等度の歯周病に罹患していた

②6|近心には歯石の付着とともに骨吸収があり，歯槽硬線が消失していた

③TBIとSRPにより歯周病の進行が抑えられ，歯槽骨の状態が安定し，歯槽硬線が明瞭に確認できるようになった．X線写真上で骨梁が明瞭な場合は比較的回復しやすいことが多いが，不明瞭な場合は力の問題が関与していることが多く，回復が難しいこともある

■ 急性期のX線写真像に注意！（図3）

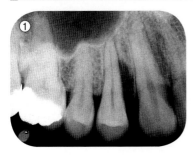
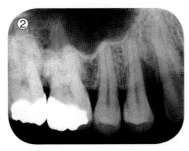

①38歳，男性．歯肉の腫脹を主訴に来院．4|近心に急性炎症があり，8mmのPPDが認められた．X線写真上では透過像が存在した

②約1年後，PPDは4mmまで回復し，透過像も減少した．このような急性炎症の場合は，すぐにSRPを行わず，経過観察することが必要である

4 歯周病の病態2
―骨欠損の形態―

静岡県浜松市・くまがい歯科クリニック
熊谷真一（歯科医師）

56歳，女性．「歯がしみる」と訴え，約5年前に来院．クレンチングの自覚あり．メインテナンスに通っていたにもかかわらず，歯周病の進行が止められなかった．全顎的に垂直性骨吸収が生じており，歯根膜腔の拡大，歯槽硬線の肥厚も認められる．

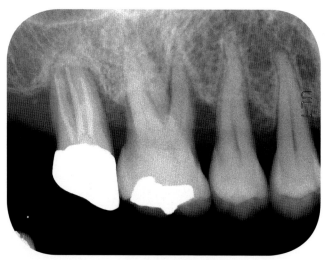

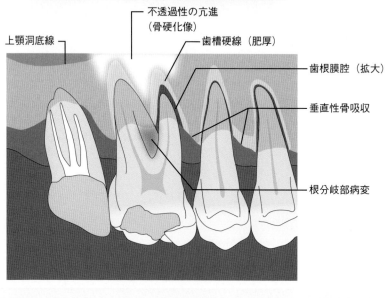

上顎洞底線

不透過性の亢進
（骨硬化像）

歯槽硬線（肥厚）

歯根膜腔（拡大）

垂直性骨吸収

根分岐部病変

読み取りのPOINT

▶ 垂直性骨吸収か？　水平性骨吸収か？　局所的か？　全顎的か？　歯槽骨の吸収のタイプを確認しよう！

▶ 口腔内の状態，プロービングなどの歯周組織検査結果と照らし合わせ，歯槽骨の状態を三次元的にイメージしよう

✅ DHの**チェックポイント**

　歯周病によって生じる歯槽骨の欠損形態は，その吸収の状態によって「水平性骨吸収」と「垂直性骨吸収」に分けられます．水平性骨吸収は炎症によって口腔内に均一に生じた骨吸収であり，骨の吸収量が多くても急激な変化が生じにくく，比較的治癒しやすい病態です．

　それに対して，垂直性骨吸収は，咬合性外傷やブラキシズムの関与も疑われ，炎症のコントロールだけでは対応が難しいことが多く，骨吸収の速度も速く，治療が長期間に及ぶこともあります．

■ 垂直性骨欠損の分類（図1）

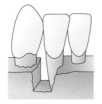 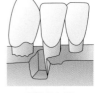 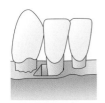 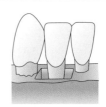

1壁性骨欠損　　　2壁性骨欠損　　　3壁性骨欠損　　　4壁性骨欠損

垂直性骨吸収は根面を背にして周囲にどれだけ骨の壁が存在するかによって，1～4壁性に分類される．骨の壁が多い3壁性の骨欠損は改善しやすく，骨の壁が少ない1～2壁性の骨欠損は改善しにくいといわれている

■ 3壁性骨吸収の変化（図2）

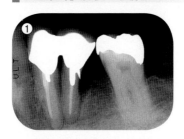 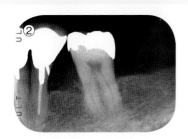

①58歳，女性．⌐5 遠心に3壁性骨吸収と歯根膜腔の拡大が認められた（2003.5.）
②SRPと咬合調整により歯周組織の改善が認められた．5年後には垂直性骨吸収像も改善していた（2008.9.）

■ 1壁性骨吸収の変化（図3）

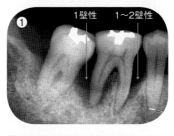 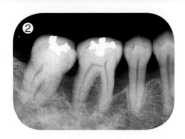

①54歳，女性．6⌐ 近心に1～2壁性，遠心に1壁性骨吸収像が認められた（2002.8.）
②TBI，SRPと咬合調整により歯槽硬線は明瞭になり，骨梁像も改善した．しかし，1壁性の場合，垂直的な骨吸収の形態は回復が難しい（2003.10.）

■ X線写真の限界（図4）

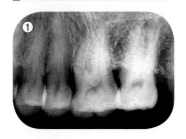 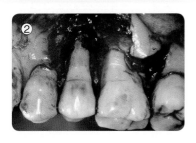

①68歳，男性．⌐5 に違和感を訴えていたが，X線写真上では大きな歯槽骨の吸収は認められなかった
②FOpを行うと，⌐5 頬側面に歯石が沈着し，周囲の歯槽骨に吸収が生じていた．隣接面，口蓋の歯槽骨は吸収していないため，X線写真では骨吸収が確認できない

◉ 参考文献

1）Carranza, F. A.：Glickman's clinical periodontology. 5th ed, W. B. Saunders, Philadelphia, 1972, 227～229.

5 X線写真から読み解く 歯の状態・歯根の形態

静岡県浜松市・くまがい歯科クリニック
熊谷真一（歯科医師）

43歳，男性．7|遠心に食べ物が詰まることを気にして来院．8|は近心に傾斜している．7|の遠心歯頸部には大きな齲蝕が認められる．また，8|が7|を圧迫していたため，7|と6|の歯根が近接している．

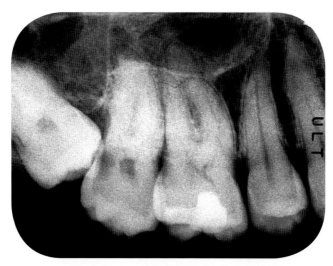

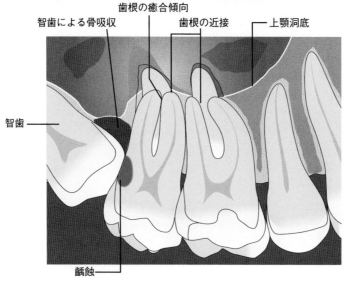

智歯による骨吸収　歯根の癒合傾向　歯根の近接　上顎洞底

智歯

齲蝕

読み取りの POINT

▶ それぞれの歯の一般的な解剖学的形態（正常像）を理解しましょう（Chapter 3-1 参照）
▶ 正常像とすこしでも異なるところがあれば要チェックです．どのように異なるのか，原因は何かを考えてみましょう

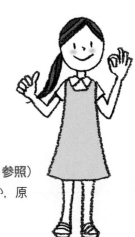

☑DHの**チェックポイント**

デンタルX線写真では歯の状態，歯根の形態を細部まで確認することが可能です．それぞれの歯の解剖学的形態を理解したうえで，目の前の患者さんの個別の特徴をX線写真で確認してみましょう．

歯の長さや形をはじめ，歯根の長さや太さ，彎曲，根面溝の有無，根分岐部の位置と数，上顎第二大臼歯頬側根の癒合傾向，下顎第二大臼歯樋状根の有無，歯根の近接，傾斜などを読み取ることができます．また，智歯や埋伏歯の存在は，周囲の歯に影響していることもあります．気になるところはぜひ注意深く観察してみてください．

▌歯根の長さ，形態（図1）

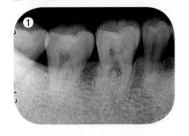
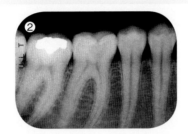

①44歳，男性．歯根が短く，細い．⊽7は近心と遠心の歯根が頬側で癒合している樋状根と考えられる．また，6⊽の遠心根は2根に分岐している
②29歳，男性．デンタルX線写真内に収まらないほど歯根が長い

▌歯根の彎曲，根面溝（図2）

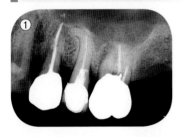
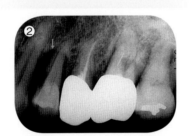

①72歳，男性．5⌐は近心に彎曲，4⌐，6⌐の歯根も彎曲しているため，プローブなどの器具の挿入方向に注意が必要となる
②58歳，女性．4⌐の近心根面は陥凹していることが多く，垂直性骨吸収を生じやすい

▌歯の傾斜，歯列との関係（図3）

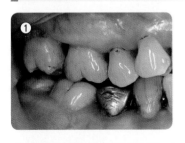
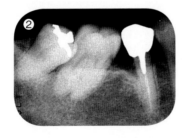

①68歳，女性．歯周病に罹患しており，臼歯部に食片圧入が起こりやすい
②X線写真から6⌐が欠損しており，⊽7が近心傾斜していたことが食片圧入の原因だとわかった．口腔内では気づきにくい歯の傾斜もデンタルX線写真でわかることがある

▌智歯の影響（図4-①，②）

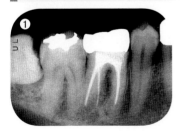
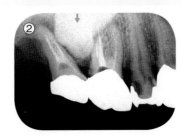

①42歳，男性．8⊽の影響で，7⊽の遠心支持骨の吸収像が認められる．また8⊽に押されて76⊽の歯根が近接している
②26歳，男性．埋伏歯が認められる（矢印）．埋伏歯の存在や歯根の傾斜はX線写真でないとわからない

6 根分岐部病変

静岡県浜松市・くまがい歯科クリニック
熊谷真一（歯科医師）

32歳，男性．下顎右側臼歯部の咬合痛を主訴に来院．6|の根分岐部に透過像が認められる．特に近心根に向かって斜面型に吸収が広がっており，メタルポストによる不透過像と根分岐部の透過像の位置関係から，近心根遠心部のパーフォレーション（穿孔）の可能性も考えられる

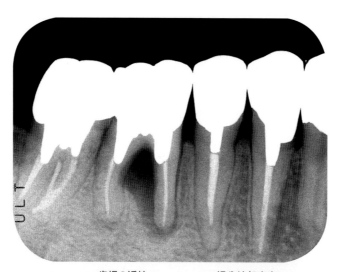

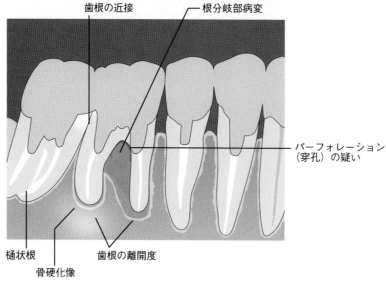

歯根の近接 　根分岐部病変

パーフォレーション（穿孔）の疑い

樋状根　　　歯根の離開度
骨硬化像

読み取りの POINT

▶ 根分岐部の位置や解剖学的特徴を把握しておきましょう
▶ 垂直・水平的なプロービングと照らし合わせながら，骨吸収の広がりを想像しましょう

☑DHのチェックポイント

根分岐部病変は，歯周炎，歯髄病変の進行や髄床底の齲蝕，咬合の問題などさまざまな原因や誘発因子によって生じる，歯根間部の歯周組織の病変です．その特徴は，水平性の歯周ポケットを形成することにあります．また，歯根の形態によっ

てはプラークが停滞しやすく，清掃が困難であり，症状が悪化しやすいうえにスケーラーなどの器具が到達しにくく対応が難しいといわれています．

咬合，根管充填，齲蝕，穿孔，破折などによる歯質の損傷が病変の原因となることもあり，またルートトランクの長さや根離開度が治療に影響するので，デンタルX線写真が重要な役割を果たします．

水平的な根分岐部病変の進行とデンタルX線写真（図1）※水平的な根分岐部病変の進行はLindheとNymanの分類が広く使用されている（Lindhe & Nyman, 1983）

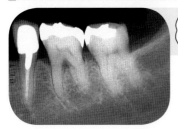
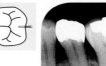
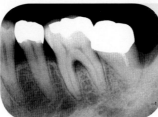

1度：頬舌的に骨の1/3以下の欠損

2度：頬舌的に骨の1/3以上欠損しているが，貫通していない

3度：頬舌的に貫通している

下顎根分岐部病変の進行（図2）※下顎第一大臼歯は2根が80％，遠心に2根ある3根が20％，第二大臼歯樋状根の確率は30％といわれる[1]

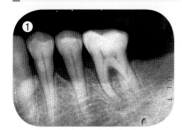
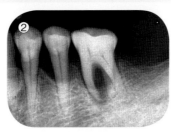
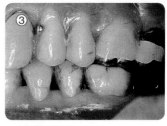

①57歳，男性．6̄に2度の根分岐部病変がある．遠心根は2根に分岐している（1996.12.）

②SPTのなかで，咬合調整を行い，補助清掃用具，スプリントを使用していただきながらなんとか維持していたが，約7年後，知覚過敏症状とともに急激に進行した（2004.3.）

③口腔内の状態（2004.3.）

上顎根分岐部病変（図3）※上顎第一大臼歯はほとんど3根，第二大臼歯では3根64％，2根20％，単根16％，まれに4根，上顎第一小臼歯の約50％が2根に分岐している[1]

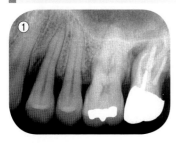
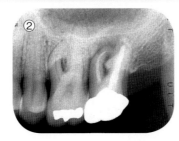

①38歳，男性．上顎大臼歯の根分岐部病変は口蓋根と重なって確認が難しい

②X線の照射角度を変えると，根分岐部病変を確認することができる

● 参考文献　1）月星光博，福西一浩：治癒の歯内療法　新版．クインテッセンス出版，東京，2010.

7 エンド−ペリオ病変 (歯内疾患と歯周病の関係)

静岡県浜松市・くまがい歯科クリニック
熊谷真一（歯科医師）

40歳，女性．咬合痛，歯肉の腫脹を主訴に来院．頬側歯肉に腫脹が認められたが，深い歯周ポケットは認められなかった．X線写真では，2年前に装着した大きな金属修復物が入っており，根分岐部と遠心根の根尖部に透過像が認められた

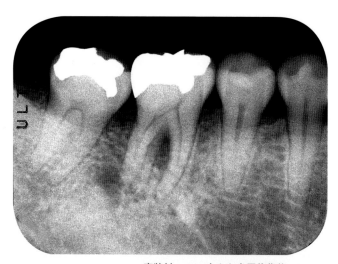

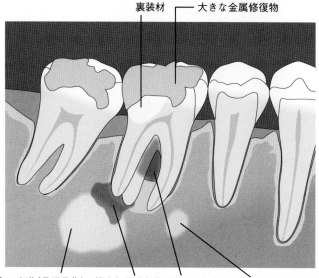

裏装材　　大きな金属修復物

不透過像の亢進（骨硬化像）　根尖部骨吸収像　根分岐部骨吸収　突発性骨硬化症

読み取りの POINT

▶その透過像は歯周病ではないかも！？　プローブが入らないときは，根管由来の炎症の可能性があります

▶根面に汚染物質がなければ，スケーリングを行わずに，根管処置を優先します

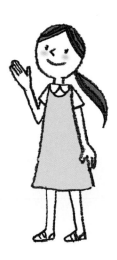

✅ DHのチェックポイント

エンド–ペリオ病変は，「歯内疾患，または歯周疾患によって生じる病変であり，それぞれの疾病が合併して複雑な病態を示す疾患」と定義されます．根尖病変が歯根に沿って上行して逆行性に辺縁性歯周炎を発症したり，歯周炎が重症化して歯周ポケットから根管側枝や根尖孔を介して，歯髄疾患を誘発したりします．逆行性に歯根膜に炎症が波及すると，付着の喪失がなくてもプローブが挿入できます．この状態で歯周病と判断し，SRPによって付着を破壊すると歯周組織が回復しなくなるため，まずは歯内療法を行い，歯周組織の改善がみられるかを判断したうえで治療が進められます．

口腔内の状態と症例の経過（エンド–ペリオ病変の経過, 図1）

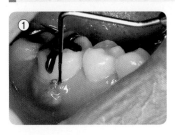
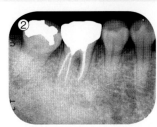

① 左ページ症例の初診時の口腔内の状態．頬側に瘻孔が認められた
② 初診より9カ月経過．歯内療法により原因が除去されると，透過像は回復した

原因に基づいたエンド–ペリオ病変の分類（GuldenerとLangelandの分類, 図2）[1]

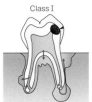
Class I
歯内疾患を主因とするもの

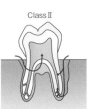
Class II
歯周炎を主因とするもの

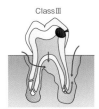
Class III
独立した歯内疾患と歯周炎が進行した結果連続したもの

→：歯内疾患由来
→：歯周炎由来

◉ 参考文献
1) Rateitschak, KH, Rateitschak, EM：Color Atlas of Dental Medicine 1. Periodontology. Thieme Publishing Group, Stuttgart, 1989, 311〜313.
2) 恵比須繁之：エンド難症例　メカニズムと臨床対応/歯界展望別冊, 医歯薬出版, 2009, 41.

エンド–ペリオ病変（Class I, 図3）

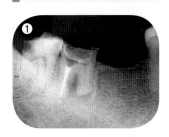
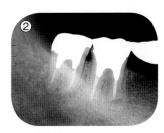

① 45歳，男性．7⌋の腫脹と咬合痛のために来院した．近心根から根分岐部に及ぶ透過像と歯周ポケットが認められた（1998.3.）
② 根管治療により症状は回復し，PPDも正常となった．透過像も消失した．その後，問題なく経過している（2005.4.）

上行性歯髄炎（Class II, 図4）

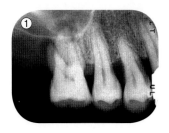
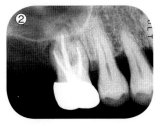

① 50歳，男性．6⌋に歯髄炎の症状があるものの齲蝕はなく，遠心に深い歯周ポケットが存在するため，上行性歯髄炎と診断した．
② 根管治療により症状は消失するが，歯周ポケットは消失しない

8 齲蝕の病態像1
―初期齲蝕―

静岡県浜松市・くまがい歯科クリニック
熊谷真一（歯科医師）

32歳，女性.「左上の歯がしみる」という主訴で来院. 生活習慣が変化し，齲蝕リスクが高くなっていた. 大臼歯隣接面には初期あるいは象牙質に及ぶ齲蝕による透過像が認められる. また，5| 遠心インレー下に二次齲蝕が認められる

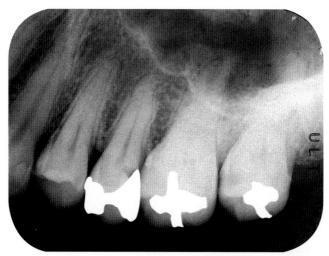

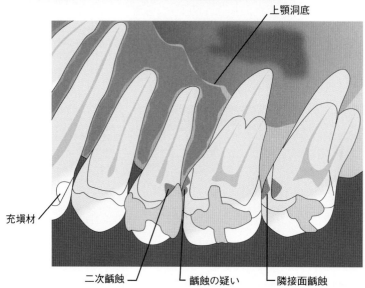

上顎洞底

充塡材

二次齲蝕　　齲蝕の疑い　　隣接面齲蝕

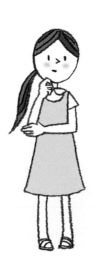

読み取りの POINT

▶ 齲蝕のデンタルX線写真像は，位置，大きさ，歯髄腔との距離が問題となります

▶ 歯根膜腔や根尖部歯槽骨に異常像があれば要注意です

▶ 頬舌側面，あるいは咬合面に限局した小さな齲蝕はデンタルX線写真では確認できません

☑DHの **チェックポイント**

歯の構造物であるエナメル質，象牙質，歯髄腔の状態はX線写真で確認することができ，その濃淡の違いから，齲蝕による実質欠損を読み取ることができます．歯科医師は，臨床症状を把握したうえで，その位置，大きさ，深さ，歯髄腔との距離，さらには修復物の状態や適合など，治療を行ううえで必要となりうる情報を確認します．ただし，X線写真は二次元に投影しているため，頰舌側面あるいは咬合面に限局した小さな齲蝕は確認できません．メインテナンス時に齲蝕が疑われるX線写真の変化に気づいたら，すみやかに歯科医師に報告しましょう．

■ 視診では気づけない齲蝕（図1）

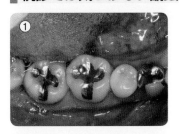 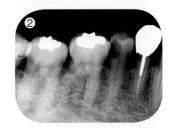

①44歳，女性．下顎右側に冷水痛があるものの，視診では齲蝕をはっきりと認めず，確認のためにX線写真を撮影した
②⑤遠心に，視診では想像できないほどの進行した齲蝕が認められた

■ 歯列不正に注意！！（図2）

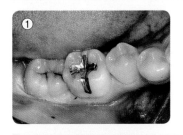 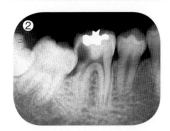

①15歳，女性．「右下の歯がしみる」という主訴で来院．⑦は近心に傾斜している．裂溝に齲蝕が認められるものの，それほど大きくないように思われた
②X線写真から，⑥遠心に大きな齲蝕があることがわかった．冷水痛などの症状があるものの，視診で齲蝕の存在がはっきりと確認できない場合，X線写真が効果を発揮する．透過像がなければ知覚過敏の可能性が高いが，隣接面や根面に思いがけないほど大きな透過像（齲蝕）がみつかることもある

■ 初期の隣接面齲蝕（図3）

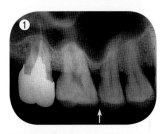 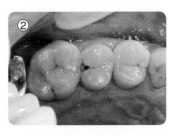

①35歳，男性．X線写真上では大きな齲蝕は確認できない
②視診で⑤，⑥隣接面に不透明感と若干の変色があったため齲蝕と診断．気をつけながら切削すると，象牙質に及ぶ齲蝕が認められた

■ 齲蝕の進行（図4）

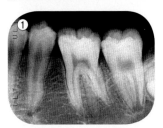 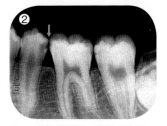 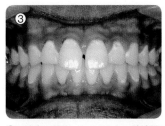

①14歳，男性．567隣接面に初期齲蝕が認められたため，予防処置および口腔清掃指導を行った
②8カ月後，⑤遠心の齲蝕が進行していた
③口腔内の状態．このような口腔清掃が不良な患者さんの経過観察では，特に注意しなければならない

9 齲蝕の病態像2
―大きな齲蝕―

静岡県浜松市・くまがい歯科クリニック
熊谷真一（歯科医師）

47歳，女性．7]が欠けて食べ物が詰まる，冷水痛があると訴えて来院．7]近心に大きな齲蝕があり，ユージノール系の材料で仮封し，デンタルX線写真を撮影した．5]遠心に歯髄に近接する大きな齲蝕，6]遠心クラウン下に二次齲蝕が認められた

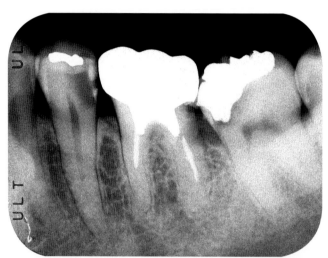

大きな齲蝕（歯髄と近接）　歯槽硬線の肥厚　二次齲蝕　齲蝕，仮封材

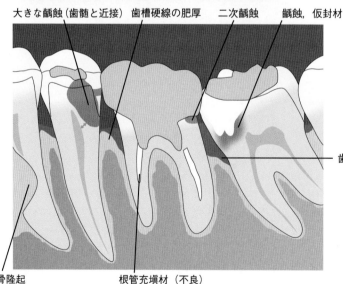

歯槽骨の吸収

骨隆起　　　　根管充塡材（不良）

読み取りの POINT

▶大きな齲蝕が存在する場合，まずは歯科医師が症状をくわしく問診したうえで，齲蝕の大きさ，歯髄腔との距離，歯根膜腔や根尖部の異常所見，年齢，生活習慣などを確認し，処置方針を決定します

☑ DHの**チェックポイント**

　視診で大きな齲蝕が存在する場合，歯髄の状態を診断するために，まずは歯科医師が症状をくわしく問診します．「しみる」だけでなく，どのようにしみるのかを聞きますが，「自発痛がある」，「打診痛が強い」など症状が重なる場合は，歯髄保存が可能かどうか，危険信号です．

　X線写真によって，齲蝕の大きさ，歯髄腔との距離，歯根膜腔や根尖部に異常所見がないかを確認し，年齢や生活習慣なども考慮したうえで処置方針が決定されます．

▌齲蝕による抜髄（図1）

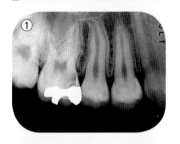
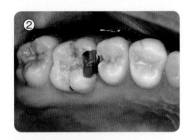

①14歳，女性．歯がしみることを主訴に来院．6|のインレーの下に大きな齲蝕が認められた

②齲蝕は大きく進行しており，齲蝕を除去すると露髄してしまった．覆髄して歯髄の保存を図ったものの症状が消失せず，最終的には抜髄となった

▌齲蝕治療後，コンポジットレジンによる充填（図2）

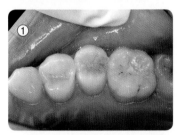
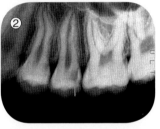
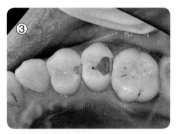

①13歳，女性．歯がしみるために来院．|5の遠心の充填物，|4の遠心に齲蝕が疑われる

②デンタルX線写真を撮影すると，|5遠心に歯髄に近接した透過像，|4遠心にも透過像が認められた

③齲蝕検知液を使用しながら，できるだけ最小限に齲蝕を除去する

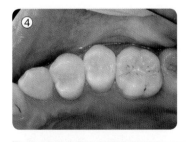

④コンポジットレジンを積層充填

⑤充填後のデンタルX線写真．コンポジットレジン部は不透過像となっている（コンポジットレジンは，X線写真で透過像となるもの，不透過性の高いものなど，製品によって異なるので注意する）

▌無髄歯の二次齲蝕（図3）

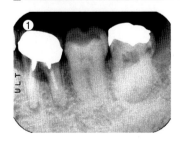
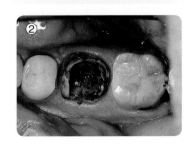

①58歳，女性．メインテナンス時に|6歯頸部に隙間を発見し，デンタルX線写真を撮影したところ，二次齲蝕があり，根分岐部に透過像を認めた

②補綴物を除去した状態．髄床底まで齲蝕が進んでいる．無髄歯の場合症状が現れにくく，補綴物などによって齲蝕が隠されX線写真検査によるスクリーニングにもひっかからないことが多い

10 歯髄の病変

静岡県浜松市・くまがい歯科クリニック
熊谷真一（歯科医師）

46歳，女性．右下の自発痛，咬合痛のため来院．6|遠心のインレーの下に歯髄に及ぶ齲蝕が認められた．遠心根周囲の歯槽骨は不透過像を呈している．歯髄炎と診断され，抜髄となった

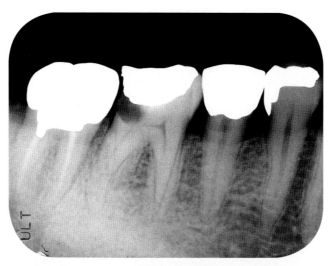

歯髄に及ぶ齲蝕

骨硬化像　　　　狭小化した歯髄腔

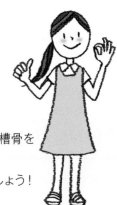

読み取りの POINT

▶ 歯髄の病変では，齲蝕や充塡物の大きさ，歯髄腔の状態，歯根膜腔や根尖部歯槽骨をチェックします

▶ 無髄歯では根管充塡材の状態，残存歯質量，根尖病変の形，大きさなどに注意しましょう！

▶ 根管治療はステップごとにデンタルX線写真を撮影して行います

✔ DHのチェックポイント

歯内療法においてもX線写真は欠かせません。歯髄腔や根管の状態、歯根の形態をはじめ、根尖病変の有無、無髄歯の場合は根管充塡材の状態、さらに治療の確認として、修復象牙質の確認、根尖病変の消失傾向、根管長の測定を行います。また、根管充塡時にはメインポイントの試適、根管充塡後の充塡材の状態など、治療の各ステップで多くのX線写真が必要となります。根尖病変では、根管の出入口である根尖孔を中心とした歯槽骨の吸収が起こり、X線写真上では円形の透過像として確認できます。

▌根管充塡後の経過（図1）

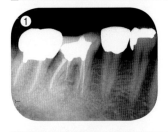 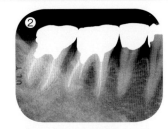

①左ページと同症例（46歳、女性）。約1カ月後、症状の消失とともに根管充塡を行った（1997. 5.）
②約14年経過。根尖周囲に認められた不透過像は消失している（2011.1.）

▌根未完成歯（図2）

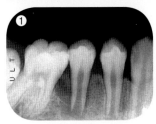 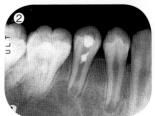 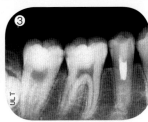

①11歳、男性。歯肉の腫脹と痛みを主訴に来院。5|遠心に透過像が認められ、中心結節の破折による歯髄炎が影響したものと思われた（2002.5.）
②痛まないところまで除去し、水酸化カルシウム製剤を貼薬して仮封した
③治療終了から約5年経過。歯髄は閉鎖しながら回復し、歯根も完成している（2007.11.）

▌修復象牙質の形成（図3）

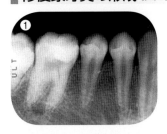 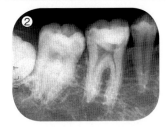

①13歳、男性。6|に歯髄に及ぶ齲蝕による大きな透過像が認められたが、症状がないことと年齢が若いこともあり、覆髄による歯髄の保存を試みた（2003.11.）
②約1年後、修復象牙質ができていることが確認できる（2004.10.）

▌歯髄炎への変化（図4）

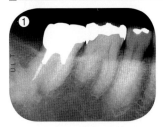 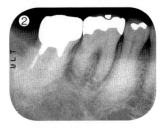 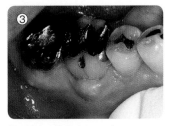

①57歳、男性。7̄6̄の違和感のために来院。クレンチングの自覚がある（2003.4.）
②約8年後、6̄に咬合痛が生じたため、X線写真による検査を行ったところ、歯髄腔は狭小化し、歯根周囲の透過像とそのまわりに擦りガラス様の不透過像が認められた（2011.1.）
③口腔内の状態（2011.1.）

11 歯根破折

静岡県浜松市・くまがい歯科クリニック
熊谷真一（歯科医師）

49歳，女性．3年前から⑤に違和感があり，ときどき腫れるようになったため来院．太いメタルポストが入っており，根尖に向かう破折線と，破折線に沿って歯根を包み込むような透過像を認める

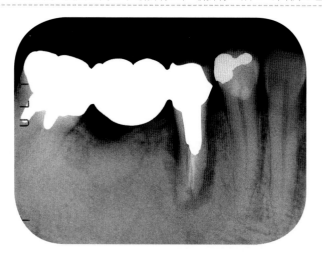

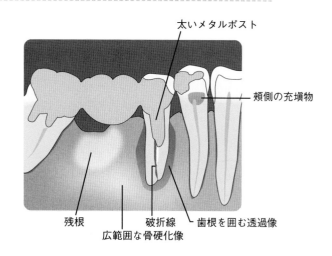

太いメタルポスト

頬側の充填物

残根　　破折線　歯根を囲む透過像
広範囲な骨硬化像

✓ DHの**チェックポイント**

　歯根破折は多くの場合，突然生じ，自然治癒することはありません．また，垂直性骨吸収や根尖病変と間違えることも多いため，気をつけて診断が行われます．診断にあたっては，デンタルX線写真が効果を発揮します．しかし，破折の方向や位置によってはX線写真に写らないこともあ

るため，問診，視診，その他の検査を併用して診断が行われます．破折する歯の多くは無髄歯なので，補綴物を外した後にもよく確認します．

　歯根破折が疑われる場合には，まずは視診により歯肉の状態（発赤，腫脹，瘻孔の有無など）や破折，クラックの有無を確認しましょう．特に咬合力が強い，ブラキシズムが疑われる，歯根が細い，太いメタルポストが入っている，無髄歯に

読み取りの POINT

▶ 歯根破折は，破折線に沿って歯根を囲むような透過像として観察されます
▶ 垂直性骨吸収や根尖病変と見間違えることがあるので注意しましょう！

なってからの経過が長い場合などは，破折の疑いが強くなります．破折線に沿って付着が喪失し，そこだけプロービングポケットデプスが深くなるので，プロービングによる検査も有効です．メインテナンス時に破折の兆候をみつけたら，すぐに歯科医師に報告しましょう．

水平方向の破折（図1）

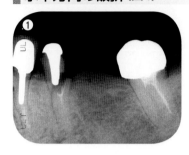
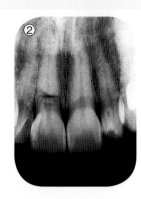

①70歳，女性.「5に違和感が生じ，しばらくして短く太いメタルポストから，水平方向に破折．ポンティック下の骨が盛り上がっており，クレンチングの影響も大きかった可能性がある
②33歳，女性.｜1の水平方向の破折が確認できる．破折を確認後，現在まで13年間経過観察中である

破折の方向（図2）

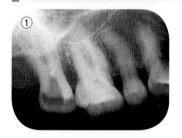
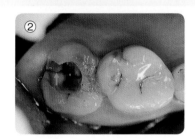

①68歳，女性. 7｜に自発痛があるが，X線写真からは異常が認められない
②口腔内からは近遠心的に破折線が認められた．二次元のX線写真では，どうしてもわからない破折の方向がある

パーフォレーション（穿孔，図3）

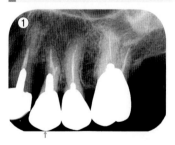
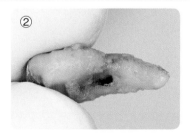

①59歳，女性.｜4に違和感があるため，X線写真を撮影すると，近心歯槽骨に透過像を認めた
②抜歯をすると近心根面のパーフォレーション（穿孔）が確認された．上顎第一小臼歯の近心側，下顎第一大臼歯近心根の遠心側は陥凹があることが多いため，パーフォレーションを生じやすい

根尖病変との鑑別診断（図4）

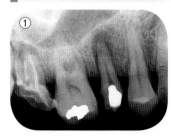
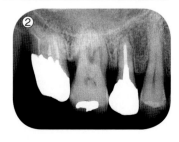

①67歳，咬合力が強い男性. 5｜のクラウンが脱離した．X線写真像から破折を疑ったが，根管充塡材がなく，また破折線も確認できなかったため，根尖病変と診断して根管治療を行った（2002.2.）
②処置から約7年，問題なく経過している．根尖病変と歯根破折の鑑別は難しい場合があるので，さまざまな所見から診断することが必要である（2008.12.）

12 補綴物の状態

熊本市・栃原歯科医院
栃原秀紀（歯科医師）

44歳，男性の初診時X線写真．下顎左側臼歯部にはブリッジが入っていた

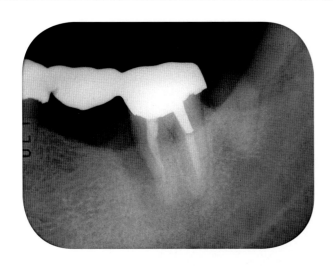

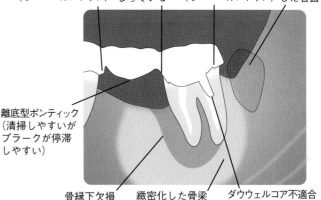

マージン不適合（オーバーカントゥア）

隣接面が凸になっている

マージン不適合（オーバーカントゥア）

残根化した智歯

離底型ポンティック（清掃しやすいがプラークが停滞しやすい）

骨縁下欠損

緻密化した骨梁

ダウェルコア不適合

☑ DHのチェックポイント

歯科医院に来院される患者さんの口腔内には，さまざまな種類の補綴物が装着されています．小さなインレーからクラウン，ブリッジ，インプラントなど，その種類や形態も多岐にわたります．また，使用されている材質も，レジン，ハイブリッドセラミックス，セラミックス，金属などとバリエーションに富んでいます．また，修復物を歯に保持するための材料（セメント材）もX線写真上で透過性のあるものやないものなど，各種販売されています．

歯科衛生士は，それらがX線写真上でどのように写るのかを知り，その状態がはたして適切なのか，その補綴物が周囲組織にどのような影響を及ぼし，X線写真上にどのように投影されているかを理解しておくことが大切です．

読み取りのPOINT

▶ 補綴物が入った口腔内のX線写真では，補綴物のマージンの適合状態，築造の状態，隣接面コンタクトの状態，ブリッジではポンティック部の状態などを観察しましょう！

補綴物のマージンの状態, 隣接面コンタクトの状態, ブリッジのポンティックの状態(図1)

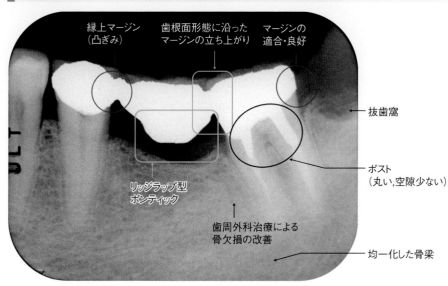

縁上マージン
(凸ぎみ)

歯根面形態に沿った
マージンの立ち上がり

マージンの
適合・良好

抜歯窩

ポスト
(丸い,空隙少ない)

リッジラップ型
ポンティック

歯周外科治療による
骨欠損の改善

均一化した骨梁

図1　左ページと同症例の術後13年の下顎左側臼歯部X線写真(2010.11.)

補綴物のマージンが不適合だと，バイオフィルムを停滞させて歯肉炎・歯周炎を惹起し，二次齲蝕の原因となるほか，フロスや歯間ブラシを使用する際の妨げとなりプラークコントロール低下の一因となる.

隣接面の形態では，歯肉縁下にマージンが設定してある場合は，マージン直上の立ち上がりの部分が歯根面形態に沿って真っすぐに立ち上がり，コンタクト部分に向かって滑らかに移行していく形態が望ましいとされる．そうすることで，歯間ブラシなどで清掃ができるジンジバルエンブレジャー(歯肉側鼓形空隙)が形成される．ブリッジの場合は，ポンティック基底部の形態とその両側に存在するエンブレジャーをよく観察しておく

全顎的な補綴治療例 (築造の状態, 補綴物のマージンの状態)(図2-1, 2)

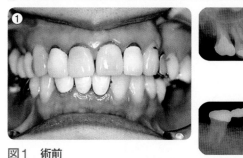
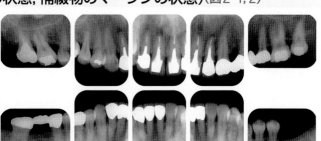

図1　術前

根尖病変が存在し，長さが不十分な空隙のある不適合な築造であったため再度根管治療，支台築造を行った

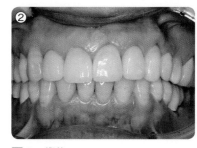
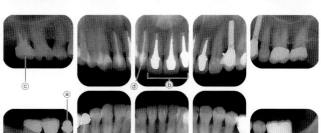

図2　術後

ⓐ：セメント，レジンによる築造→歯冠部に歯質が4壁残存
ⓑ：ダウェルコア(ポスト)→歯根と相似形で，先端は角張らず丸い形態．歯根の半分以上の長さが必要
ⓒ：複根歯の場合→2根以上でダウェルコアを入れ，ほとんどが分割コアにしている
ⓓ：破折線の存在(歯根破折の疑い)→スーパーボンドで接着,チタンピンとレジンで築造

修復歯が失活歯である場合は，根尖病変や根管充填の状態だけでなく，支台築造の状態も確認する．金属の鋳造物であるダウェルコア，レジンやアマルガム，セメントなどで築造したもの，ピンやスクリューを併用したもの，最近ではファイバーポストなども多い．X線写真ではそれらの築造が適切かどうかが確認できる．
根尖部に病変が存在したり，根管充填が不十分であったり，築造が不適切で後々問題を残しそうな場合は，再治療を行う．大きいポストが入っている場合は注意が必要である

13 セメント質の変化

静岡県浜松市・くまがい歯科クリニック
熊谷真一（歯科医師）

65歳，女性．上顎前歯部に違和感があったものの，大きな問題にならずに約3年経過していたが，突然⌊1近心に7mmの歯周ポケットが生じた．X線写真を撮影したところ，セメント質の剥離を認めた

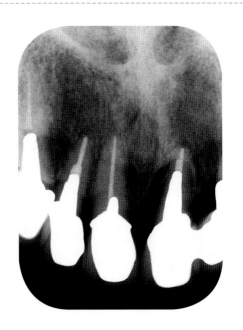

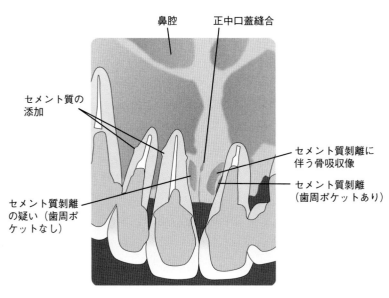

鼻腔
正中口蓋縫合
セメント質の添加
セメント質剥離に伴う骨吸収像
セメント質剥離（歯周ポケットあり）
セメント質剥離の疑い（歯周ポケットなし）

読み取りの POINT

▶ セメント質はX線写真では確認しづらいものの，周囲組織と比較することで読み取ることができます

▶ 突然深い歯周ポケットが生じたときは，セメント質に剥離が生じていることを疑います

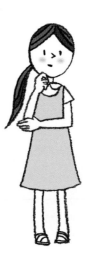

✔ DHの**チェックポイント**

セメント質は歯根膜の線維と歯根部象牙質を結合させている歯周組織です．歯根の表面にはセメント質が存在しますが，デンタルX線写真では明確に読み取ることはできません．イメージしている正常像と歯根の形態が違う場合や，周囲組織である歯根膜腔を経過のなかで観察していると，セメント質に何らかの変化が生じていることを読み取ることができます．その変化の代表的なものは，添加，吸収，肥厚，剥離が挙げられます．これらは，ときとして歯の予後を左右することもありますので，注意して観察してみましょう．

セメント質剥離は無髄歯の上顎前歯に多く発生し，60歳代以降に多いといわれています[1]．

◉ 参考文献
1) 丸森英史ほか：セメント質剥離の臨床像と考察．歯界展望．**97**（6）：1173〜1198, 2001.

▌セメント質の添加, 吸収（図1）

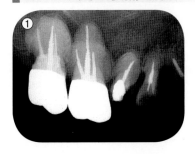
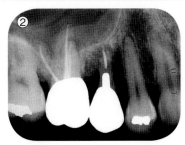

①71歳，女性．上顎右側臼歯部に違和感を訴えたため，X線写真を撮影したところ，極端なセメント質の肥厚が認められた
②43歳，男性．歯肉からの出血と動揺があるため来院．X線写真で確認すると，5|の歯根に炎症性の大きな吸収が生じていた

▌経過のなかでのセメント質の変化・1（図2）

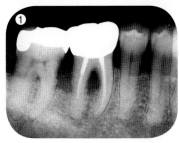
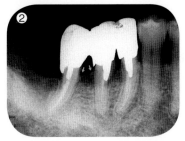
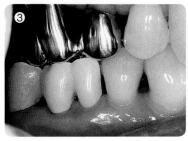

①53歳，男性．7̄6̄に根分岐部病変があったため，6̄の歯根分割と7̄遠心根のヘミセクション（歯根分割抜去）を行った（2003. 10.）

②約5年後，6̄の遠心根の遠心，7̄の近心根歯頸部にセメント質の添加が認められる（2008. 3.）

③口腔内の状態（2008.3.）

▌経過のなかでのセメント質の変化・2（図3）

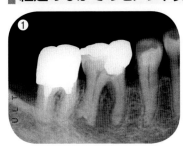
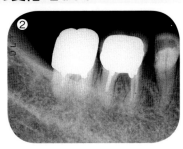

①57歳，女性．6|に咬合痛があるため根管治療を行った．X線写真上で，遠心根に透過像と，不規則に増大したセメント質の不透過像が認められた（2006. 4.）
②約2年経過．根管治療により透過像は消失し，それに伴って歯根の形態も変化していることが確認できる（2008. 5.）

14 矯正治療による変化

東京都江戸川区・菊地歯科矯正歯科
菊地武芳（歯科医師）

59歳，女性．

矯正治療終了前後の歯根吸収像

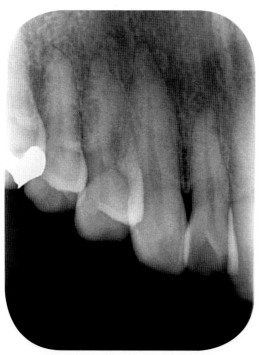

（矯正治療前）

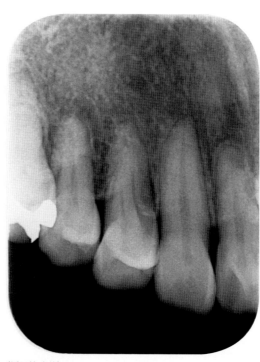

（矯正治療後）

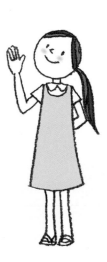

読み取りの POINT

▶ 矯正治療後には，歯根吸収が生じる可能性があります

▶ 同じ矯正装置を用いても，吸収を起こす症例と起こさない症例があります

▶ 矯正治療中のデンタルX線写真撮影は慣例となっていませんが，経過観察として，歯根や歯槽骨の変化を確認するために有用です

☑ DHのチェックポイント

　術前に，矯正治療により歯根吸収が生じるか否かを判別するのは困難です．矯正治療においてはデンタルX線写真による経過観察が慣例となっていないため，結果として生じた歯根吸収については，治療終了後に発見することが多いのが実情です．

　実際の臨床症状としては，多くの症例ではX線写真像から想像するような動揺などの目立った症状はみられません．

　歯科衛生士としては，患者さんに対して不必要な不安感を与えないように注意し，同時に，矯正治療中や治療後に歯周疾患に罹患した場合にはリスクが大きくなる可能性があるため，より注意深い対応が必要となるでしょう．

■ 矯正治療後の歯根吸収像

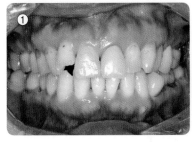 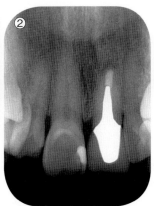 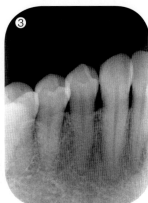 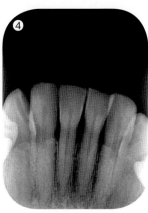

図1　矯正治療前
①口腔内写真，②上顎前歯部，③3|を中心とした下顎左側，④下顎前歯部のX線写真．術前の歯根の形態や長さには異常はみられない

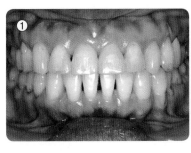 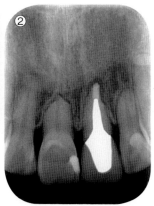 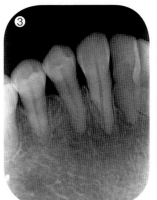 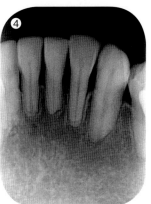

図2　矯正治療後1年10カ月
①口腔内写真．②～④では前歯部を中心にさまざまな形態の歯根吸収像が確認される

▌MTM（小矯正）：歯根の整直による歯槽骨の変化①（図3）

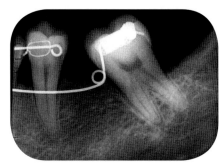 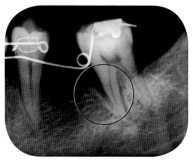 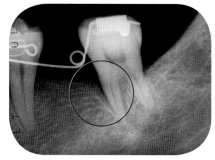

①⎦6の欠損により⎣7歯軸は近心へ大きく傾斜し，ブリッジなどの補綴治療が困難な状態である

②MTM（アップライト装置）により歯軸を遠心に整直中．近心根の歯槽骨と歯槽硬線の間にスペースができはじめている

③歯根と歯槽骨骨頂のラインがほぼ90°になる程度を目安として終了．②でみられた歯槽骨の透過部には，歯槽骨が増殖し，安定した歯槽骨が得られた

▌MTM：歯根の整直による歯槽骨の変化②（図4）

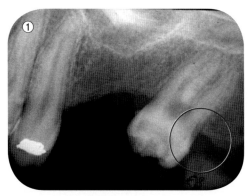 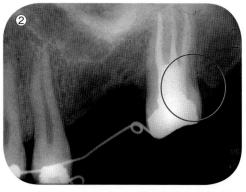

①⎦6欠損による⎣7歯軸の近心傾斜．図3と違う点は，⎣7の近遠心の歯槽骨は⎣7の歯軸とはほぼ90°をなしているにもかかわらず，歯列が強く近心傾斜している点である．これは歯槽骨骨頂のラインのゆがみが原因であり，補綴治療を行うためには歯軸の整直が必要である

②アップライトスプリングによる整直を終了したが，遠心において歯軸が歯槽骨に対して90°以上に圧下されたため疑似骨縁下ポケットが形成された．仮に術前に歯周疾患が存在していたら真性の骨縁下ポケットが進行するであろうことは想像に難くない．歯の整直においては，近心より遠心側への配慮が重要である

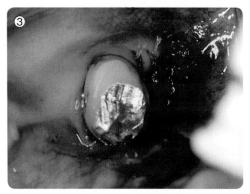 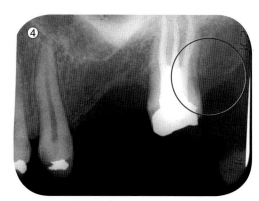

③④補綴治療に先立ち，遠心の清掃性を高めるための環境づくりとして，外科的に歯槽骨の整形を行った

15 インプラントの変化

熊本県菊池市・林歯科医院
林　康博（歯科医師）

50歳，男性．
5| に埋入したインプラントがインプラント周囲炎を起こしたため外科処置を行った．インプラント体を囲んでお椀状の骨吸収が認められる

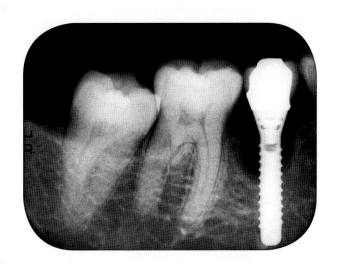

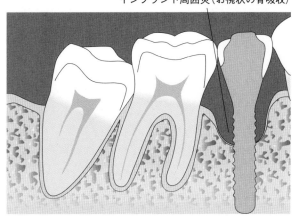

インプラント周囲炎（お椀状の骨吸収）

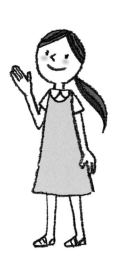

読み取りの POINT

▶インプラント周囲炎の初発は歯槽骨骨頂部のわずかな垂直性骨吸収として現れるが，しだいにインプラント体を囲んだお椀状の骨吸収として観察されます

▶天然歯以上に注意して経過観察を行っていきましょう！

✅ DHのチェックポイント

欠損補綴における，治療選択肢の1つとしてインプラントの出番が増えています．当院でも24年間ITIインプラントを用いてきましたが，たしかにこれまで行われてきたブリッジやパーシャルデンチャーによる補綴と比べると使用感や手入れの手間などの点では大きな利点はあるようです．

しかし，一方では，特に歯周病や喫煙習慣，全身的な要因などで，インプラント周囲炎などのトラブルを引き起こすケースは少なくありません．インプラント周囲炎の進行を止めることは決して簡単ではありませんが，初期のうちは対応できる症例もあります．いずれにしても，インプラント埋入部は天然歯以上に注意深く経過観察をしていく必要があります．

■24年間の経過（図1）

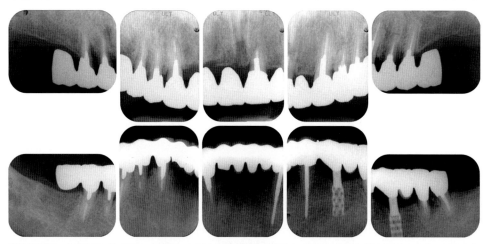

①当院で行った最初のインプラント症例．上下左右の大臼歯を喪失しており，下顎に歯が5本しかないことから1986年9月，4 にインプラントを植立（X線写真は1990年7月）

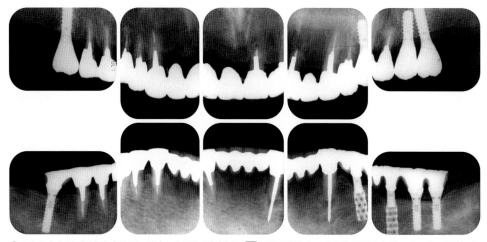

②埋入から24年経過後（2010. 12.）．その後 7|，|67，7 に追加埋入し，良好な経過をたどっている．当院におけるインプラントの生存率は，埋入より18年で平均約88.7％であった

歯周病とインプラント（図3）

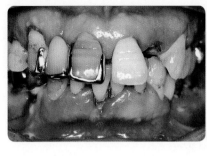
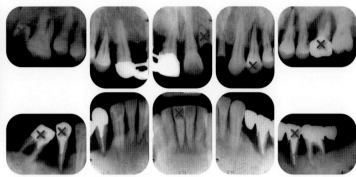

①39歳，男性．重度の歯周病に罹患していた．×印の歯を抜歯後，残存歯は保存に努めた（1990.6.）

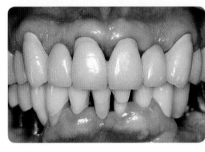
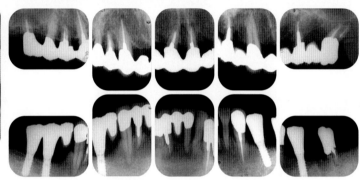

②⑥は頬側近心，頬側遠心を抜根，⑦も頬側近心根を抜根．⑥は近心根を抜根．⑥⑤，④にはインプラントを埋入（1992.9.）

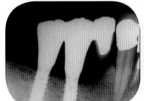
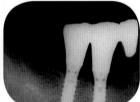
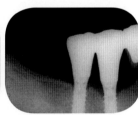
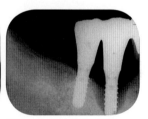

1992. 11.（埋入後半年）　　1998. 11.（埋入後6.5年）　　1999. 11.（埋入後7.5年）　　2004. 11.（埋入後12.5年）

③⑤のインプラントは埋入後13年で撤去となった．埋入後6. 5年から⑤の歯槽骨骨頂にやや骨吸収が認められ，7.5年から骨吸収が著明に現れ，徐々に進行した

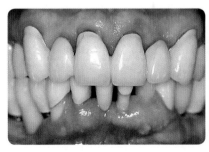
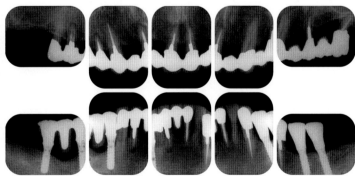

④初診より19.5年後（2009.12.）．抜根した⑥と⑥は抜歯となったが，喪失歯は2本のみ．⑤のインプラント撤去後，④に新しいインプラントを植立した．なぜ⑤に骨吸収が起こり，ほかのインプラントには起こらなかったのかを考えると，近心の延長ブリッジに由来する「咬合の影響」も考えられるが，X線写真からインプラント周囲炎であったと推察される

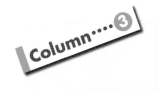

アナログX線写真とデジタルX線写真，どっちがいいの？

熊本県菊池市・髙木歯科クリニック
髙木公康（歯科医師）

診断に耐えうる画像の条件

「早いものには需要がある」という言葉をよく耳にします．また，「環境にやさしい」「経済的」も現代では重要なキーワードです．

現在，デジタルX線写真には大きくCCD（Charge Coupled Device：電荷結合素子）方式とイメージングプレート（以下：IP）方式とがありますが，両者とも従来のアナログX線写真と比べ，現像時間の短縮や現像・定着の過程で廃液が出ないこと，患者さんへの被曝量軽減，フィルムのランニングコスト削減，さらには画像保存の簡便さ，という点では軍配があがります．しかしながら，臨床に携わる私たちにとっては，「診断」「経過観察」に十分な情報をそのX線写真が有しているか，ということがもっとも重要な要素であることはいうまでもありません．

診断に耐えうる画像を得るためには，階調度（＝再現力），鮮鋭度（＝解像力），粒状度（＝ざらつき）といった画質の3要素がそろっている必要がありますが，今回は再現力について，従来のアナログX線写真とデジタルX線写真を比較してみたいと思います．

皆さんはデジタルカメラの画像データの解析などで，「ヒストグラム」というグラフを見たことはありませんか？　これは1枚の画像のなかに，「どのくらいの明るさの点が，どのくらいあるかの分布」を表したグラフで，縦軸は写真が構成する点の数（＝ピクセル数＝ドット数＝画素数），横軸は明るさ（輝度）で左端は純黒，右端は純白を表します．

ヒストグラムにおいて理想的な画像とは，①輝度の右から左へ移行する山がなだらかなカーブを画いている（良好なコントラスト，グラデーションが得られている），②山の頂点が極端に左右に片寄ってない（極端な"白とび""黒つぶれ"を起こしていない）画像であるといわれています．

デジタルX線写真の盲点

おのおのの再現力を比較するために，アナログX線写真，CCD方式，IP方式で撮影したX線写真をヒストグラムで比較してみました（図1）．

アナログX線写真，CCD方式に比べ，輝度が平坦な形状を呈しているIP方式では歯槽硬線や骨梁が不明瞭でいわゆる「ねぼけた」印象を受けます．一方CCD方式は，アナログX線写真並にシャープな画像は得られますが，CCDセンサーは厚くて小さいため違和感が強く，インジケーターが使用しにくい（規格性に乏しい），アナログX線写真と同じ範囲を観察するためには複数回の撮影が必要，といった欠点があります．

以上のように，デジタルX線写真はいくつかの課題を残しているものの，さまざまな点で利便性があり，2011年現在，全国の約35％の歯科医院で採用されているそうです．この流れが今後も広がっていくことは論を待ちませんが，私たちはもっとも重要な「診断」という見地から，もっとデジタルX線写真撮影機が改良されてゆくことを望みつつ，デジタルX線写真とうまくつきあっていきたいものです．

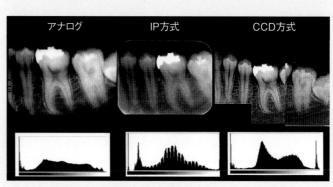

図1　ヒストグラムを用いたX線画像の比較

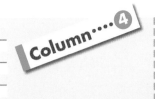

CTの活用について
―X線写真と比較してみよう―

富山県高岡市・まきの歯科医院
牧野　明（歯科医師）

　いまやインプラントの手術をCTなしに行うことは考えられませんが，CTから得られる情報はインプラントの術前診断のためだけではなく，歯根破折，根尖病変，歯周病その他多くの症例において重要です．CTによる三次元の画像は，二次元的な画像であるX線写真では「写らない」（近遠心方向や頰舌方向の問題など），「隠される」（不透過像，透過像が重なったときなど）という限界をいとも簡単にクリアしたようです．しかしながら，現在のところCTは高価であるため，一般の歯科診療所では設置が難しいところも多いのではないでしょうか．また，日常臨床においては，"CTでなければどうしても診断ができない"という場面はそう多くはありません．筆者はCT撮影が必要な場合は，設備のある医療機関に紹介依頼し，撮影したCT画像データをフリーソフト・OsiriXで解析しています．そのCT画像について，X線写真と照らし合わせながら「考える」ことで，同様のX線写真を見たときに三次元の状態をイメージするトレーニングをしています．これはCTを用いたときと遜色のない診断や治療につなげるためです．

　では，ある症例のCT画像とX線写真像を比較してみましょう．患者さんは50歳代の女性です．主訴は6|頰舌側歯肉の腫れと痛み，|6の違和感．|6の近心舌側のみに6～7mmの歯周ポケットがあります．

　6|根尖部のX線写真には透過像（図1青矢印），|6近心根には歯根膜腔の拡大（図1黄矢印）が認められ歯頸部から歯根長半分ほどにかけてX線写真の透過像にグラデーションがついているように見えます（図1赤矢印）．頰舌側の骨レベルに違いがあることはわかりますが，これだけではどちらが頰側か舌側なのか明瞭ではありません．

　続いて，同患者さんのCT画像の前頭断です．|6近心頰側根は皮質骨を穿孔していることがわかります

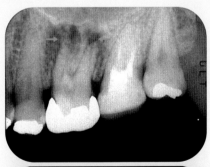
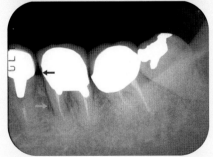

図1　X線写真

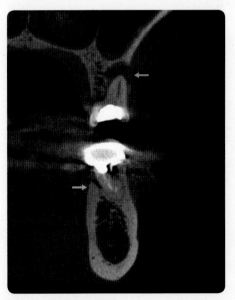

図2　CT画像の前頭断

（図2青矢印）．遠心頬側根，口蓋根も同様でした．皮質骨が薄く海綿骨が多い上顎骨において，X線写真像で透過像を確認した場合，予想を超えた骨欠損となっていることがわかります．⌐6 近心の骨レベルは，低位（図2黄矢印）が舌側，高位（図2赤矢印）が頬側であることは容易にわかります．

　次に水平断です．近心根の舌側から近心にかけての骨欠損が明瞭です（図3緑矢印）．クラウンを撤去すると予想どおりの破折線が確認されました（図4）．

　今回の症例は⌐6 近心根の歯根破折でした．OsiriXにある「ボリュームレンダリング」という機能を使えば，CTのデータを立体的な画像に再構成することもでき，患者さんへの説明もよりわかりやすくなります（図5）．

　現在は歯科衛生士がCTを目にする機会はあまりないかもしれませんが，今後はますます増えることが考えられます．手持ちのパソコンにソフトをダウンロードすればCT画像を読み込むことは容易です．機会があれば，CT画像をよく観察しX線写真を読み解くトレーニングに活かしてはいかがでしょうか．

◉ 参考文献
1) 千葉英史：2. 歯周病罹患歯の診査・診断2　歯科用X線写真審査―．歯界展望，**91**（5），1123〜1136，1998.
2) 立和名靖彦ほか：CT時代におけるエンドとレントゲンを再考する．日本歯科評論，**70**（12），35〜72，2010.

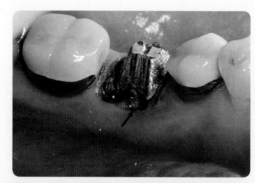

図4　クラウン撤去後の口腔内写真（矢印は破折線）

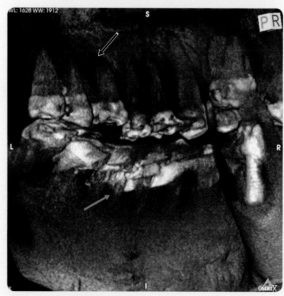

図5　CT立体画像
（紫矢印：⌐6 口蓋根の骨欠損，緑矢印：⌐6 近心の骨欠損）

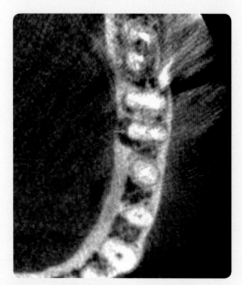

図3　CT画像の水平断（矢印：骨欠損部）

歯科衛生士による
X線写真の活用

本章では，X線写真から読み取った情報を臨床
にどのように活かしているのか，歯科衛生士に
よる臨床例をもとに解説していきます．

1 歯周治療における X線写真の活用

熊本市・東歯科医院
出口みき（歯科衛生士）

プロービングチャートとX線写真を活用しよう！

皆さんは，歯周治療を行うときに，どのような資料を準備して始めていますか？ 歯周治療の開始時には，プロービングの値がたいへん参考になることはいうまでもありませんが，当院では，歯周組織検査表とともにデンタルX線写真を必ず用意してから歯周治療に取り組んでいます．

X線写真は，歯周治療の開始時からメインテナンス・SPTに至るまでのあらゆる場面において非常に重要な資料であり，私たち歯科衛生士にとっても有益な情報を数多く与えてくれます．ただし，X線写真は，三次元のものを二次元の平面に投影したものですから，プロービングチャートといっしょにみることで，歯周組織の状態を立体的・三次元的にとらえることができるようになります．つまり，いつも患者さんの傍らにいて，歯周治療やSPTを行っている歯科衛生士がX線写真を活用することが重要なのです．

歯槽骨の形態・読み取りのポイント

さて，私たち歯科衛生士は，歯周治療の際，デンタルX線写真で歯根間や歯槽間の歯槽骨を観察していると思いますが，このときに見るべきポイントは，水平的にみた残存骨の高さ，そして骨吸収の状態です．

「水平的にみた残存骨の高さ」については，歯根長のどのくらいの高さまで骨が残っているかということが大切です．骨吸収が大きく，骨の高さが低くなるにつれて，治療が難しくなります．

また，骨吸収の形態は，「水平性骨吸収」と「垂直性骨吸収」に分けることができます（Chapter 3-3, p. 61 参照）．水平的な骨吸収とは，歯槽骨の吸収が平坦で水平的なものです．この形態は多くの場合，歯科衛生士による歯周基本治療によって治癒させることが可能です．しかし，歯槽骨の吸収が根面に沿って垂直的に進行し楔状の吸収形態を示す垂直性骨吸収は，歯周基本治療だけでは治癒が難しいことも多く，歯科医師によって歯周外科治療などが行われる場合があります．しかし，これらはあくまでX線写真上のことであり，直接目で確認することはできません．そこで，歯周組織検査表をX線写真と併用することにより，より詳細な情報を得ることができるのです．

Case1 歯周外科治療に移行したケース

M. T. さんは60歳の男性，5̲6̲頬側歯肉の腫れと咬合痛を主訴に来院されました．5̲6̲部は約3年前から歯肉腫脹を繰り返していたとのことで，歯肉辺縁付近にプラークが沈着しており，歯肉が退縮していました（図1～3）．プロービングポケットデプスは臼歯部，特に左側で深く，BOPも認められました．

● Case 1　歯周外科治療に移行したケース

患　者：M. T. さん. 60歳, 男性	現病歴：⌞5 6⌟部が3年前から歯肉腫脹を繰り返していた. 自発痛, 咬合痛がある
初診日：1992年6月	既往歴：特になし
主　訴：1週間前から左上の歯肉が腫れて噛むと痛い	動揺度：なし
	診　断：広汎型慢性歯周炎

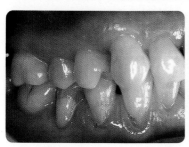 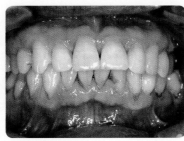 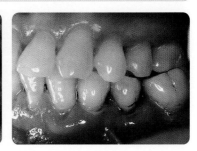

図1　60歳, 男性 (M. T. さん) の初診時の口腔内 (1992. 6.)
歯肉辺縁付近に全顎的にプラークが沈着しており, 歯肉が退縮している. 上下臼歯部頬舌側に歯肉の発赤と腫張を認める

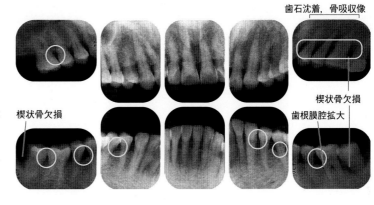

図2　同デンタルX線写真
⌞4～6⌟の隣接面に多量の歯石が沈着している (歯石付着部位：黄丸). ⌞7⌟, ⌞7⌟, ⌞7⌟に楔状骨欠損, 全顎的な歯根膜腔の拡大を認める. ⌞6⌟, ⌞6⌟, ⌞7⌟に根分岐部病変が存在することはX線写真とプロービングを併用することで確認することができた. ⌞4～7⌟, ⌞7⌟に大きな骨吸収像がみられる

歯石沈着, 骨吸収像
楔状骨欠損
歯根膜腔拡大
楔状骨欠損

図3　同歯周組織検査結果
プロービングポケットデプスは臼歯部, 特に左側において深い (PPD 平均 2.8mm). BOPは左側臼歯部において著しい (BOP25%) (赤字：出血点)

X線写真からは, ⌞7⌟, ⌞7⌟, ⌞7⌟に楔状骨欠損を認め, ⌞6⌟歯根膜腔の拡大していることがわかりました. 歯周組織検査結果より, ⌞6⌟, ⌞6⌟, ⌞7⌟に根分岐部病変があることが判明しました. また, ⌞4～7⌟, ⌞7⌟に大きな骨吸収像がみられました.

当院では, 1歯ごとに診断をして歯周病の治療計画を立てています (図4). 1歯ごとの診断はわが国ではP₁ (軽度), P₂ (中等度), P₃ (重度) が使用されていますが, 当院では治療計画を立てることが容易なことから, この分類を用いています. 水平的な骨吸収を示す「Levis型」および「Gravis型」歯周炎は歯周基本治療で改善する可

診断名	歯肉炎	Levis型歯周炎	Gravis型歯周炎	Complicata型歯周炎
診査基準	・水平的・垂直的に付着の喪失はみられない ・BOPあり	・水平的付着の喪失は歯根長の1/3未満 ・BOPあり	・水平的付着の喪失は歯根長の1/3以上 ・BOPあり	・楔状骨欠損(歯肉縁下ポケット) ・骨クレーター根 ・根分岐部病変(2度, 3度) ・BOPあり

図4 歯周炎の分類
(Lindhe, 1983)

	8|	7|	6|	5|	4|	3|	2|	1|	|1	|2	|3	|4	|5	|6	|7	|8
歯肉炎																
Levis型歯周炎					✓	✓					✓	✓	✓			
Gravis型歯周炎		✓	✓	✓			✓	✓	✓	✓				✓	✓	
Complicata型歯周炎																

	8|	7|	6|	5|	4|	3|	2|	1|	|1	|2	|3	|4	|5	|6	|7	|8
歯肉炎																
Levis型歯周炎		✓			✓								✓	✓		
Gravis型歯周炎	✓					✓	✓	✓	✓	✓	✓	✓			✓	
Complicata型歯周炎																

図5 同患者の1歯ごとの診断表

能性が高いとされています．それに対し，垂直的な骨吸収や2度，3度の根分岐部病変がある「Complicata型」歯周炎の場合は，その形態の複雑性から歯科医師による歯周外科治療が必要になることがあります．このように，X線写真と歯周組織検査結果から1歯ごとに歯科医師が診断することにより，治療方針を決定することができるのです．この症例の場合は，6|，|4～7，|7に垂直性の骨吸収が認められたため，同部位にFOpを計画しました(図5, 6)．

現在，口腔清掃は良好であり，歯肉の発赤・腫脹は認められず，歯肉退縮部も安定しています(図7～9)．プロービングポケットデプスは全顎的に4mm以下で2|舌側近心と|7の舌側を残してBOPは認められず，根分岐部病変や歯の動揺もありませんでした(PPD平均2.5mm，BOP 3％)．

デンタルX線写真からは全顎的に歯槽硬線が明瞭になり，歯槽骨骨頂が緻密化していることがわかります．しかし，|5の歯根膜腔が全周にわたって拡大していることから，延長ブリッジに外傷性咬合が働いていることが考えられたため，咬合調整が行われました．7|は急性歯髄炎のため根管治療後に充塡を行いましたが，全顎的に歯肉退縮を認めるため，根面齲蝕予防のためのフッ化物塗布を繰り返し行っています．|7全周にわたる骨吸収像も対合歯がなくなり外傷性咬合がなくなったためか，お椀状でなく平坦になりつつあります．

①|56部に咬合調整(1992. 6,)
②歯周基本治療，口腔清掃指導，|6の根管治療，SRP(1992. 6.)
③歯周基本治療の再評価(1992. 7.)
④修正治療(歯周外科治療)：6|，|4～7，|7にFOp(1992. 9.)
⑤歯周外科治療後の再評価(1992. 12.)
⑥最終再評価(1993. 5.)
⑦メインテナンス(1993. 6. ～)
　|5の咬合調整，7|充填
　|7の歯周病が進行のため抜歯(1996. 1.)
　|6を破折により抜歯し，|45支台歯の|6部延長ブリッジにて補綴(2001. 8.)
⑧1カ月ごとのSPT(2006. 1.)
　急性歯髄炎のため根管治療→CR(2006. 3.)
　急性歯髄炎のため根管治療→MBクラウン(2007. 10.)
　|7舌側齲蝕治療→CR(2008. 5.)

図6 同患者の治療内容

Case2
歯周基本治療のみで治癒したケース

T. T. さんは60歳男性，ブラッシング時の出血を主訴に来院されました．口腔内にはプラークや歯石が多量に付着しており，全顎的に発赤・腫脹が認められました(図10～13)．また，全顎的に3～9mmのプロービングポケットデプスとBOPがありました(PPD平均3.4mm，BOP 46％)．

デンタルX線写真からは隣接面に多量の歯石

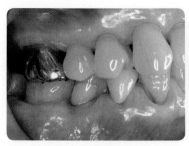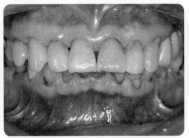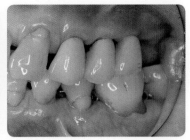

図7　現在の口腔内写真（2010. 12.）

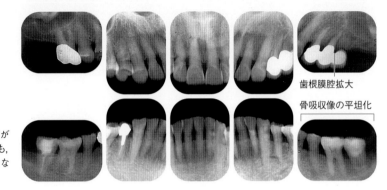

歯根膜腔拡大

骨吸収像の平坦化

図8　同デンタルX線写真
全顎的に歯槽硬線が明瞭になり，歯槽骨頂が緻密化している．7┐全周にわたる骨吸収像も，対合歯がなくなり外傷性咬合がかからなくなったためか，平坦になりつつある

図9　同歯周組織検査結果
（赤字：出血点）

が沈着していること，歯槽骨吸収は歯根長の1/3〜1/2を示しており，特に上下前歯部の歯冠歯根比が悪化していることがわかりました．また，補綴物の適合がよくないため，SRPは慎重に行う必要がありました．

　その後，歯周基本治療，齲蝕の進行による抜歯，補綴治療を経て，1993年5月より3カ月ごとのSPTに移行しました（図14）．その後1999年に大動脈弁の手術を受けられたことから健康への関心が高まり，口腔清掃は全身疾患にも大きな影響があると認識され，2004年4月からは1カ月ごとにSPTを行っています．当初，歯ブラシ，歯間ブラシが上手に使えなかったため，時間をかけて根気強く対応しました．その結果，歯肉の発赤や腫脹は軽快し，┌6の遠心に4mm，7┐舌側近心に5mm，7┐頰側遠心にも4mm，┐8舌側に6mmのプロービングポケットデプスとBOPがあるものの，BOPや根分岐部病変，動揺もなく，口腔内は安定しています（PPD平均2.5mm，BOP 3％）．デンタルX線写真からも歯周基本治療で歯周組織が大きく改善したことがわかり，歯周外科治療を行うことなくSPTに移行することができました．歯槽硬線や歯槽骨骨頂も明瞭になり安定しています（図15〜17）．

　初診から19年経過していますが，1歯も欠損することなく順調に経過しています．また，大動

● Case 2　歯周治療のみで治癒したケース

患　者：T. T. さん，60歳，男性	り歯周炎を認めたため口腔内の状態について説明すると，本人が治療を希望した
初診日：1992年10月	
主　訴：ブラッシング時に出血する	既往歴：特になし
現病歴：会社の歯科検診で当院に来院．診査によ	全体診断：広汎型慢性歯周炎

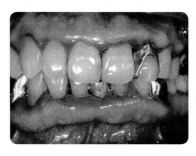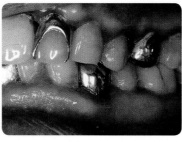

図10　60歳，男性（T.T. さん）の初診時の口腔内（1992.10.）

プラークや歯石が多量に付着している．炎症のため歯肉辺縁が平坦な形をしており，全顎的に発赤，腫脹している．不適合補綴物があり，プラークが停滞しやすくなっている

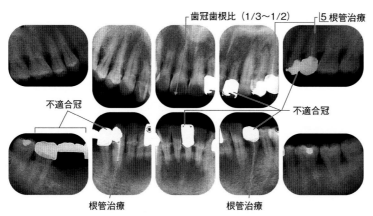

歯冠歯根比（1/3〜1/2）　｜5 根管治療

不適合冠　　　　　　　　不適合冠

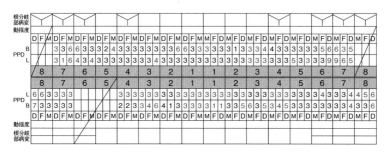

根管治療　　　　根管治療

図11　同デンタルX線写真

隣接面に多量の歯石が沈着している．歯槽骨吸収は歯根長の1/3から1/2．上下前歯部の歯冠歯根比が悪化．補綴物が不適合のため，SRPは慎重に行う必要がある

図12　同歯周組織検査結果

全顎的に PPD と BOP を認めた．根分岐部病変，動揺度はない（PPD 平均 3.4mm，BOP46％）

脈弁の手術をきっかけに，健康に関心をもち，よりいっそう口腔清掃にも力を入れるようになりました．

まとめ

2症例とも初診から19年経過していますが，その間来院が途絶えることなく，口腔内の健康を維持できています．これらの患者さんを経験して感じることは，患者さんの生活環境や健康への意識を考慮しながら，そのときどきで適切に対応していかなくてはいけないということです．

そのためには，その土台となる正確な歯周組織検査と規格化されたX線写真は必須であり，それらを含めて経過観察することが必要であろうと思っています．

歯周治療を行ううえでは，歯科衛生士の役割は

	8┘	7┘	6┘	5┘	4┘	3┘	2┘	1┘	└1	└2	└3	└4	└5	└6	└7	└8
歯肉炎																
Levis型歯周炎					✓	✓					✓	✓	✓			
Gravis型歯周炎		✓	✓	✓			✓	✓	✓	✓				✓	✓	
Complicata型歯周炎																

	8┐	7┐	6┐	5┐	4┐	3┐	2┐	1┐	┌1	┌2	┌3	┌4	┌5	┌6	┌7	┌8
歯肉炎																
Levis型歯周炎		✓			✓								✓	✓		
Gravis型歯周炎	✓					✓	✓	✓	✓	✓	✓	✓			✓	✓
Complicata型歯周炎																

図13　同患者の部位ごとの歯周炎の分類

①歯周基本治療，口腔衛生指導，根管治療（└45，┌4，3┐），SRP（1992.10.）
②歯周基本治療の再評価（1992.12.）
③修正治療（1992.11.～1993.2.）
　齲蝕治療（1┘，└12，┌6，3┐）
　補綴治療（FCK：└45，┌4，前装冠：3┐）
　抜歯（┌8，齲蝕進行のため）
　ブリッジ作成（7┐，4┐支台歯，65┐部ポンティック）
④最終再評価（1993.2.）
⑤SPTへ移行（1993.5.）

図14　同患者の治療内容

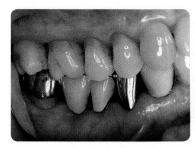

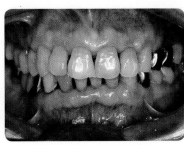

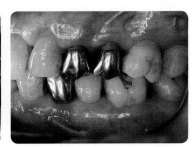

図15　SPT移行後17年の口腔内（2010. 5.）

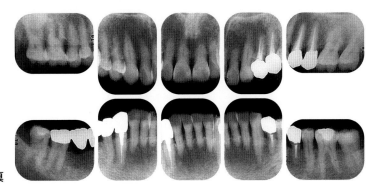

図16　同デンタルX線写真

	8	7	6	5	4	3	2	1	1	2	3	4	5	6	7	8
根分岐部病変	Y	Y	Y		Y							Y		Y	Y	Y
動揺度																
	D F M	D F M	D F M	D F M	D F M	D F M	D F M	D F M	M F D	M F D	M F D	M F D	M F D	M F D	M F D	M F D
PPD B		3 2 3	3 2 3	2 2 2	2 2 2	2 2 2	2 1 2	2 1 2	2 2 2	2 2 2	2 2 3	3 2 2	2 2 3	3 3 4	4 3 4	
PPD L		3 3 4	3 2 3	4 2 3	3 2 2	2 2 2	2 2 2	2 2 2	2 2 2	2 2 3	3 2 2	2 2 3	3 3 3	3 3 3	3 3 4	5 2 3

	8	7	6	5	4	3	2	1	1	2	3	4	5	6	7	8
PPD L	6 6 3	3 2 2			3 2 2	2 2 2	2 2 2	2 2 2	2 2 2	2 2 2	2 2 3	3 2 2	3 2 2	2 3 4	3 3 3	
PPD B	4 3 3	3 3 3			3 2 2	2 2 2	2 2 2	2 2 2	2 2 2	2 2 2	2 2 3	3 2 2	2 2 3	2 2 3	3 2 3	
	D F M	D F M	D F M	D F M	D F M	D F M	D F M	D F M	M F D	M F D	M F D	M F D	M F D	M F D	M F D	M F D
動揺度																
根分岐部病変																

図17　同歯周組織検査結果

大きく，同時につねに患者さんの近くにいる存在でもあります．その歯科衛生士が患者さんの口腔内外をきちんと把握していることは，たいへん頼もしいことではないでしょうか．これからも長く患者さんにより添い，患者さんを癒すことができる歯科衛生士でありたいです．

② リスク部位の経過観察
―SPTにおける活用―

熊本市・新外レッツ歯科
栗原明美（歯科衛生士）

はじめに

歯周治療が終了すると，今度はよい状態を維持する，もしくは悪化を防ぐためのメインテナンス・SPTを行います．メインテナンスによる経過観察において重要なことは，以前の状態との比較です．そのためにも，規格性のある資料の定期的な収集は大切です．特に解剖学的にプラークコントロールが難しいなど，リスクの高い部位や，患者さんの希望や状況などにより完全な状態まで回復できなかった部位は，X線写真を撮影し，経過を観察することが大きな意味をもってきます．

リスク部位を残したままのSPT

患者さんは初診時57歳の男性で，上顎左側の咬合痛を主訴に来院されました．高血圧症と重度の糖尿病のため服薬中です．ヘビースモーカーであり，歯面に著しい色素沈着が認められましたが，年齢のわりに修復処置がなされている部位は少なめでした（図1）．プラークコントロールは不良ですが，喫煙のため，歯肉の炎症はそれほど顕著には認められません．上下顎とも大臼歯部に深い歯周ポケットがあり，根分岐部病変も認められます（図2，3）．

患者さんはとても素直な性格で，歯科衛生士の話をよく聞いてくださいますが，あまり手先が器

用ではなく，なかなかPCRが改善しませんでした．また，重度の糖尿病と喫煙習慣という，歯周治療を行ううえで難しいリスク因子を抱えており，患者さん自身もあまり踏み込んだ治療を望まれなかったため，ブラッシング指導や根面デブライドメントによる歯周治療を進めた後，リスク部位を残したままSPTに移行しました．

SPT移行時に抱えていた問題には，大臼歯部の深い歯周ポケットと7 近心の楔状の骨欠損，6，67，7 の2度の根分岐部病変，76，2 の根尖病変などがありました．根管治療を行った76，7 には動揺が認められたため，補綴治療を行わず，咬合調整をしながら経過観察を行うこととしました．全身的なリスクと習慣的なリスク（喫煙など），口腔内に与える影響を考慮し，患者さんとの話し合ったうえで1カ月ごとの来院間隔としました．禁煙指導を行ったものの奏功せず，まずはできるだけ本数を減らしていく方向でご理解いただきました．

歯周治療でのX線写真の活用

SPT中に特に気をつけたことは，歯周治療に対するモチベーションの維持と，根面形態を把握したうえで処置を行うということです．このような患者さんでは継続的な来院は必要不可欠であり，モチベーションの持続は治療の予後を左右します．口腔内のことだけではなく全身状態につい

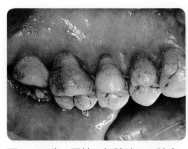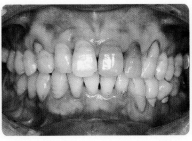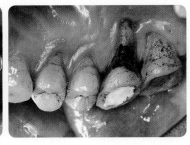

図1　57歳，男性の初診時の口腔内
ヘビースモーカーということもあり，色素沈着が認められる．プラークコントロールが良好でないにもかかわらず，歯肉の炎症は顕著ではない

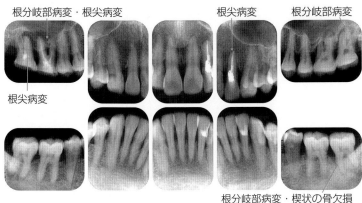

根分岐部病変・根尖病変　　　　　根尖病変　　　根分岐部病変

根尖病変

根分岐部病変・楔状の骨欠損

図2　同デンタルX線写真
大臼歯部に根分岐部病変や楔状の骨欠損が認められる

図3　同歯周組織検査結果（大臼歯部）
大臼歯部には部分的に深い歯周ポケットを認める（赤字：出血点）

	B2	M2	D2	根分岐部病変
				動揺度
1	1	2	PPD	
434	454	344	556	
7	**6**	**6**	**7**	
5512	426	744	6127	
666	646	447	636	
7	**6**	**6**	**7**	
443	223	526	1065	PPD
				動揺度
L1			B2	根分岐部病変

図4　SPT開始約2年後の臼歯部のデンタルX線写真
この時期にはBOPが減少し，歯周ポケットは落ち着いていた

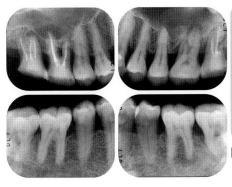

	B2	M1	D2	根分岐部病変
				動揺度
1	1	2	PPD	
324	433	323	223	
7	**6**	**6**	**7**	
626	324	543	436	
344	434	333	435	
7	**6**	**6**	**7**	
333	523	222	323	PPD
				動揺度
L1			B2	根分岐部病変

図5　同歯周組織検査結果（大臼歯部）

ても把握できるよう気を配り，世間話などを通して楽しく通院できるような雰囲気をつくり，ちょっとした反応からも患者さんが何を望んでいるのか見逃さないよう心がけました．また，重度の糖尿病ということで歯周外科治療が適応とならなかったため，根面の形態をデンタルX線写真や歯周組織検査の結果，手指の感覚から把握しな

ければなりませんでした．院長から「歯周治療を行うときはいつもデンタルX線写真を見ながらやるように」と指導されていますが，特に根分岐部を処置する場合は，解剖学的形態を予測するために，デンタルX線写真を見ながら行うことが必要だと思います．

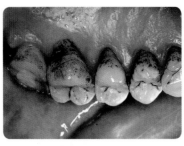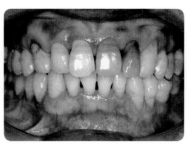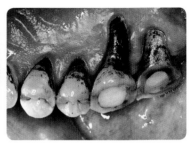

図6　SPT開始後約3年
完全ではないもののプラークコントロールがすこしずつ定着してきている．毎回，歯面への色素沈着が認められる

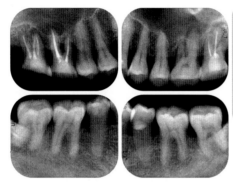

		B2	M1	D2	根分岐部病変
		1	1		動揺度
	233	433	742	342	PPD
	7	**6**	**6**	**7**	
	636	324	585	535	
	344	434	333	335	
	7	**6**	**6**	**7**	
	432	423	324	334	PPD
					動揺度
		L1		B2	根分岐部病変

図7，8　約3年経過時の大臼歯部のデンタルX線写真と歯周組織検査結果
上側左側臼歯部以外は安定傾向にあるが，糖尿病がコントロールできているため，歯周外科治療も視野に入れて経過観察を行っている（X線写真は抜髄処置前）

SPT中のX線写真の活用

　SPT開始後は，徹底したブラッシング指導と根面デブライドメントを繰り返し行い，半年後には，それまで急性炎症を度々起こしていた大臼歯部の歯肉も落ち着き，その後2年ほどは目立ったトラブルはありませんでした（図4，5）．また，同時期に数カ月間糖尿病治療のため教育入院し，約20kgやせられたとのことで，このころより糖尿病のコントロールが安定し，大臼歯部のプロービング値も次第に浅くなってきました．

　しかし，SPT開始後2年半後，6 に冷水痛が生じ，その後，上行性と思われる歯髄炎を発症し，SPT開始後約3年で抜髄処置を行いました．特に口蓋根の辺縁歯肉より排膿があり，根分岐部病変の状態からも，今後，抜根を含めた歯周外科治療が必要と思われます．7 近心の楔状の骨欠損は，若干ではあるものの改善傾向にあります．根

分岐部病変や根尖病変が存在する 6|，7 は比較的落ち着いていますが，67 には5〜8mmの歯周ポケット，BOPが残存しています．また，いまだに本数は減少したものの喫煙をされているため，リスクは高いと考えられ，今後はX線写真を含めた経過観察を行っていき，場合によっては歯周外科治療を含めた再治療を行うことも必要と思われます（図7，8）．

　患者さんの希望や全身状態により，歯周外科治療などの術者が行いたい治療が行えず，リスク部位が残存したまま経過観察せざるをえない症例を多く経験します．本症例のように，場合によってはSPTを継続しながら，患者さんのモチベーションの変化や口腔内・全身状態を把握し，タイミングを図ってさらなる治療を進めていく，というスタンスが必要になることがあります．そのためにも，規格性のある精度の高い口腔内写真やX線写真が必要であり，その変化を患者さんに伝えていくことが重要だと思います．

3 メインテナンス中にX線写真で 大きな変化に気づいたケース

熊本県菊池市・林歯科医院
後藤理恵（歯科衛生士）

はじめに

当院では，患者さんのさまざまな資料をデータ化して管理しています．そこで，このデータを用いて，メインテナンス・SPT中の口腔内のトラブルにはどのようなものがあるのかを考えてみました．図1は当院の来院患者さんのメインテナンス・SPT移行後10年の平均喪失歯数を調べたものです（インプラント症例は除く）．メインテナンス・SPTを行うことで確実に喪失歯数が減っているのがわかります．

抜歯の原因別にみていくと，メインテナンスを行うと齲蝕は約1/10，歯周病は約1/7と確実に減りますが，歯根破折で抜歯になる確率は，ほとんど変わらないことがわかります（図2）．

メインテナンス群の抜歯理由でもっとも多いのが「歯根破折」で，次に「歯周病」，「齲蝕」と続いていきます（図2, 3）．つまり，メインテナンスにおいては，口腔内の診査を十分に行うことはもちろん，これらの兆候や病態を発見し，適切な対応をとることが重要です．本稿では，メインテナンス中のX線写真の活用について，症例を通して考えていきます．

歯根破折（図4〜6）

患　者：41歳，男性
初　診：1984年8月（初診時32歳，9年ぶりに来院）
主　訴：7が舌に当たる

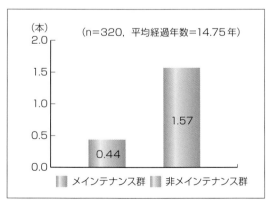

図1　当院でのメインテナンス・SPT移行後10年の平均喪失歯数．喪失歯はメインテナンス群で優位に低かった

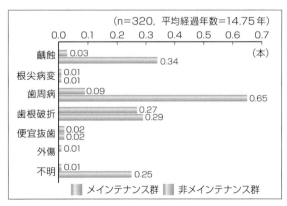

図2　原因別にみたメインテナンス・SPT移行後10年の喪失歯数

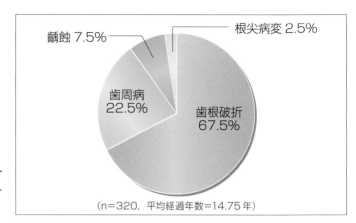

図3　原因別に見たメインテナンス・SPT 移行後10年の抜歯理由（メインテナンス群）

● 歯根破折となったケース

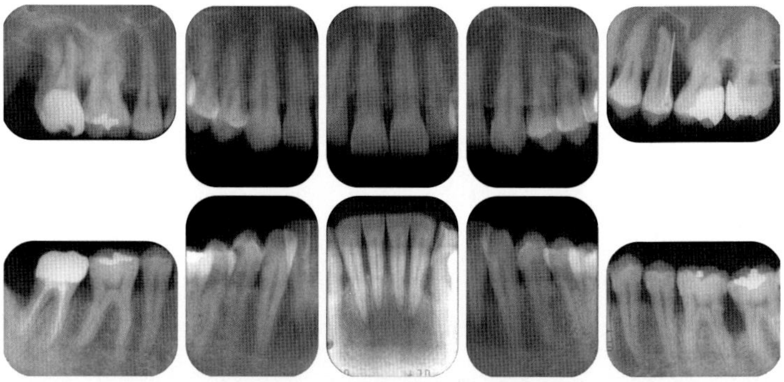

図4　41歳時，約9年ぶりに来院 （1993.7.）
全顎的に歯槽骨の吸収が認められる

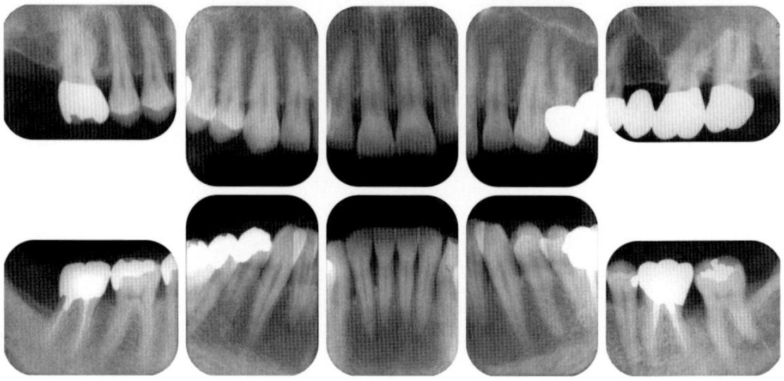

図5　歯周治療終了時（1994.11.）
6 7 間の骨欠損，7 遠心の楔状骨欠損が回復している

この患者さんは32歳時に初診で来院され，齲蝕治療を行いました．メインテナンスの必要性を説明したものの，治療終了後は来院されなくなり，9年後に来院．X線写真からは垂直性の骨吸収が観察されました（図4）．7 ，5 は抜歯することになり，残りの歯は徹底した歯周治療を行うことになりました．

治療には約2年かかりましたが，7 ，6 間の骨吸収や 7 遠心の楔状骨欠損もずいぶん改善してきました（図5）．その後は月に1回のメインテナンスを行いながら16年が経過しましたが，骨のレベルはほとんど変わっていません（図6-1）．

しかし，7 をよく見ると，近心に歯根膜腔に沿った骨透過像があるのがわかります（図6-2）．実は，この透過像は「歯根破折」によるものでした．当院の調査（図3）でも，「メインテナンス群

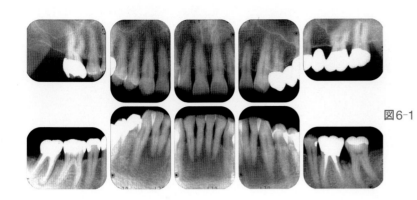

図6-1 メインテナンス移行後16年
(2010). 骨のレベルはほとん
ど変わっていないが, ⑦近心に
歯根膜腔に沿った骨透過像が
観察できる

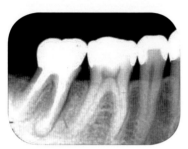

図6-2 ⑦近心の骨透過像
歯科医師によって歯根破折と診断された

● セメント質剥離となったケース

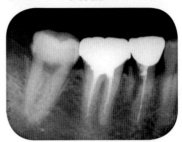

図7 ⑤にセメント質剥離が観察された

の喪失歯数の68%は歯根破折」という結果が出ています. 残念ながら, 抜歯せざるをえない歯根破折への対応は限られていますが, このような状態をいち早く発見することで, 抜歯予定の歯をできるだけ長く保存できるよう助言したり (例：なるべく硬い物を噛まないなど), 今後の予測を説明することができます.

セメント質剥離 (図7)

患　者：58歳, 女性 (初診時)
初　診：2007年10月
主　訴：左上の歯が痛い

　図3のメインテナンス・SPT移行後の抜歯理由にはありませんでしたが, X線写真で確認ができる異常に「セメント質剥離」があります. これは読んで字のごとく, 「セメント質が剥離している」状態です.

　図7はある患者さんの初診時のX線写真ですが, 「痛い」という主訴の上顎左側ではなく, 特に訴えのなかった⑤が大きくセメント質剥離を起こしていました. セメント質は歯の一部というより, 発生学的には「歯周組織の一部」と考えられています. そのセメント質の剥離片を除去すると, 歯槽骨と象牙質が直接接触して象牙質にアンキローシス (骨性癒着) が起こってしまう可能性があります. この歯に関しては, 残念ながら抜歯となりました.

歯周病 (図8～10)

　歯周病は, 徹底した歯周治療と管理を行えば, 多くの場合進行を抑制することができます. 図8の患者さんは, 初診時, 根尖付近まで骨が吸収していました. しかし, 徹底した歯周治療とメイン

● 歯周病により骨吸収をきたしたケース

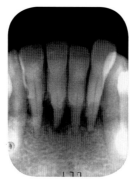

図8 53歳, 女性. 根尖付近まで骨が吸収している (2003. 10.)

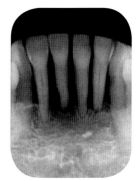

図9 歯周治療とメインテナンスによって保存できている (2010. 11.)

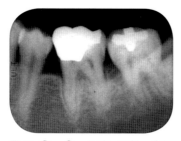 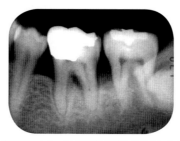 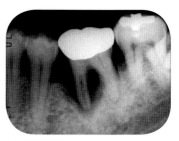

図10-①〜③ 41歳, 男性. ①初診時 (1993. 1.), ②8年経過時 (2001. 9.), ③17年経過時 (2010. 10.)
経過とともに歯槽骨が吸収しているのがわかる

テナンスを行ったところ, メインテナンス移行後7年時点で歯を保存できています (図9).

しかし, いくら歯周治療後にメインテナンスを行っても, 歯周病が進行する症例があります.

患 者：41歳, 男性 (初診時)
初 診：1993年1月
主 訴：親知らずが痛い

図10は下顎左側臼歯部の17年の経過ですが, 経過とともに歯槽骨が吸収しているのがわかります. 院長が「咬合」についても厳しくチェックしていますが, 「月に1回来院してもらっても歯周病が進行する」というのは, 少なからずショックでした. 歯周治療におけるX線写真の活用時や歯周治療後のメインテナンス・SPTでは, 歯槽骨の状態を前回と比較し, 悪化している部位がないか注視することが大切です.

齲　蝕 (図11〜14)

患 者：24歳, 男性 (初診時)
初 診：2000年10月
主 訴：むし歯を治療したい

この患者さんは, 2000年に齲蝕治療を行いましたが, 仕事が忙しくなかなかメインテナンスに来院されることができませんでした. 図11は1年ぶりに来院された2011年の口腔内です. 歯周病はやや進行していましたが, 齲蝕は認められませんでした. しかし, デンタルX線写真を撮影したところ, 45 に透過像を発見しました (図12). 齲蝕治療を行ったところ, やはり外観からは想像がつかないような大きい齲蝕 (図13) が存在しました.

このように齲蝕は, 視診だけで発見することが

● Ｘ線写真により齲蝕を発見できたケース

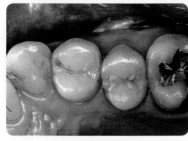

図11　25歳，男性の口腔内
1年ぶりの来院．肉眼では齲蝕は認められない

図12　同Ｘ線写真
|4 5に透過像が認められた

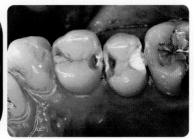

図13　外観では想像がつかないような大きい齲蝕があった

● 生活歯が失活したケース

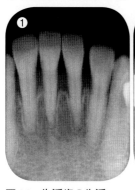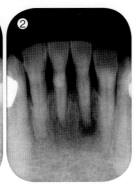

図14　生活歯の失活
①初診より9年経過後（1992. 5.）
②24年経過後（2007. 3.）．生活歯が突然失活してきた

難しい場合もあり，やはり定期的なＸ線写真撮影が必要であることを改めて感じました．

生活歯の失活（図14）

患　者：45歳，女性（初診時）
初　診：1983年7月
主　訴：むし歯を治療したい

「治療をしても根尖病変が治らず抜歯になった」という症例はもちろんありますが，まれに「齲蝕のない生活歯が突然失活する」という症例があります（当院においてデータ上で経過管理している1,062名のうち，そのような患者さんが23名います）．

図14-①は初診より9年経過後，図14-②は24年経過後のデンタルＸ線写真です．図14-②では，以前は生活歯であった|2が突然失活してきました．院長は当初，「咬合の影響」であると考えていたようですが，過度のルートプレーニングにより引き起こされた可能性も否定できず，考えさせられたケースでした．

おわりに

私が歯科臨床のなかでもっとも重要だと思うことは，「経過観察」です．漠然と治療を行い，メインテナンスを行うだけでは，「治療の結果がどうなったのか」さえわかりません．

ときには，病変を発見したり，補綴物にトラブルが生じることもあるでしょう．しかし，「なぜ壊れたのか？」「なぜこうなったのか？」をよく考えてみると，次からどのような手を打てばよいのかおのずとみえてくるようになります．

「経過」をみていくためには「臨床の記録」が必要です．それは，「カルテ」と「口腔内写真」，それに「デンタルＸ線写真」です．当院では，これら3つは開業以来ずっと保存し，可能な限りコンピュータで管理をするよう努めています．

皆さんもＸ線写真をはじめとする，規格性のある臨床記録をとってみましょう．

4 X線写真を活用しての患者説明 （アナログ編）

熊本県天草市・松田歯科医院
佐藤知子（歯科衛生士）

X線写真はモチベーションの第一歩

　私たち歯科衛生士が大きなかかわりをもつ歯周治療においては，患者さんの協力なしにはよい結果を得ることはできません．慢性疾患であり，生活習慣にも由来する歯周病を改善するためにまず必要なことは，患者さん自身が「気づくこと」です．健康な状態と自分の口腔内がどれだけ異なっているかを認識してもらうことがモチベーションの第一歩だと考えています．また，歯周治療終了後の継続的な来院を促すためにも，X線写真は大きな役割をはたします．本稿では，私たちが日ごろ実践しているアナログX線写真を活用した患者説明についてご紹介します．

ポイント1：デンタルX線写真を拡大 して見てもらおう！

　最初から全顎的な治療を希望して来院される患者さんを除き，多くの患者さんは，特定の部位の異常を主訴として来院されると思います．こうして最初に撮影された主訴となる部位のデンタルX線写真には，歯のみならず，歯周組織も含めたたくさんの情報が写っていますから，これをさらなるモチベーションアップのために用いない手はありません．

　しかしながら，デジタルX線写真と異なり，アナログのデンタルX線写真は容易に拡大できないため，そのままの状態では患者さんにとっては見やすいものではありません．そこで，拡大装置を用いてモニタ（テレビなど）へ投影し，大きく拡大して見せることが必要となります（図1，2）．モニタ上では，X線写真と合わせて口腔内の写真も拡大して見ていただくと，より効果的に説明ができます．

　当院では，テレビに拡大装置を接続し，呈示しています．また，アナログのX線写真をスキャニングしてデータ化し，パソコンモニタ上で呈示

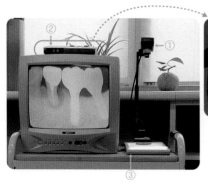
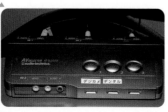

図1，2　テレビ画面にセレクターを介して拡大装置を接続している
①拡大装置（エルモ社，現在は製造を中止しているが市販の教材呈示装置等が流用可能）．テレビはワゴンに載せておくと移動に便利
②テレビゲーム用のセレクター（大型電器店等で入手可能）．撮影したデジタルカメラの画像もスイッチの切り替えだけで見せることができる
③ライトボックス（ハクバ社，ライトビュアー5700）．ここにX線写真を置く

● 正常と考えられる像の理解と比較

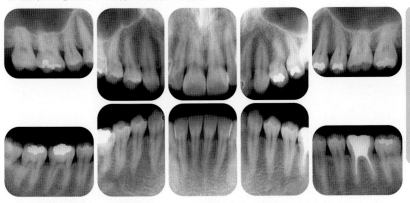

●ポイント
1. CEJ から 1.5mm 歯根部寄りまで歯槽骨があること
2. 個々の歯の間の歯槽骨が明瞭に見えること
3. 歯間部に見える歯槽骨に連続性があること

図3　正常と考えられる状態のデンタルX線写真像（35歳，女性）
まずは健康（正常）な状態を理解してもらうことが大切．歯根の形態がシンプルな下顎前歯部のデンタルX線写真を最初に見てもらい，ポイントを絞って理解を促す

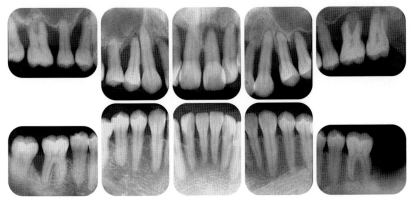

図4　重度に進行した侵襲性歯周炎のデンタルX線写真（40代，男性）
最初に健康な状態のX線写真を見てもらうことで，病状の進行程度を理解してもらえる

する方法もあります．

ポイント2：正常像との違いを認識してもらおう！

初診時に，主訴の部位のデンタルX線写真を撮影した場合，まずはそれをもとに正常（健康）な状態との違いを説明します．1枚のデンタルX線写真で健康な状態との違いを理解していただいたら，次に10枚法のデンタルX線写真の撮影と説明を行います．最初の病状説明は歯科医師が行いますが，ブラッシング指導やスケーリング，ルートプレーニングなどの歯周基本治療の期間にも繰り返し病状の説明をすることがモチベーションの維持のためにも重要です．

デンタルX線写真10枚法を用いて患者さんに説明するにあたって重要なことは，「健康な状態との違い」に気づいてもらうことです．そのためには，まずは患者さん自身のX線写真ではなく，健康な状態のX線写真を見てもらうことから始めます（図3）．患者さん自身の左右とX線写真での左右は逆になることを説明した後に，以下の3点に絞っていっしょにX線写真を見てもらいます．

● X線写真を説明する際のポイント
①健康な状態の歯槽骨骨頂は，歯のくびれ（CEJ）から歯根部に向かって1.5mmほどであり，歯全体の長さの2/3程度が歯槽骨内にあること

● 治療終了時（SPT移行時）

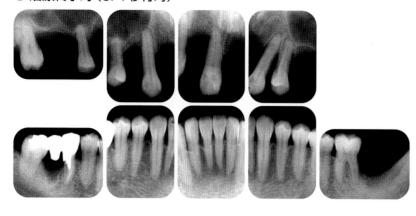

図5-1　43歳，男性．SPT移行時（1997.4.）

● 経過観察時

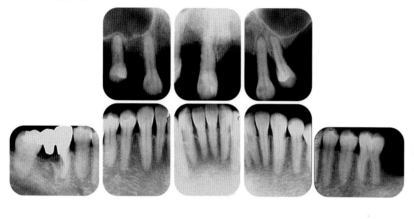

図5-2　SPT移行から9年9カ月後（2007.1.）
6 遠心は歯槽骨の回復が認められる．しかし，7喪失後，
5の遠心は付着の喪失が進行してきている．経過を比較
しながら説明することで，モチベーションの維持・向上
がはかられ，再来院へとつなげることができる

②個々の歯の間の歯槽骨がはっきりと明瞭
　に見えること
③歯列が正常であれば，歯槽骨骨頂を結ぶ線
　が臼歯部から前歯部にかけて連続性を
　保っていること

　また，この際には歯根の形態がもっともシンプ
ルな下顎前歯部を最初に見ていただくと理解しや
すいでしょう．

　以上を理解してもらった後で，ご自身の10枚
法X線写真を見てもらいます．すると，健康な
状態からどれだけ病状が進行しているかを容易に
理解してもらうことができます（図4）．

　また，メインテナンス・SPT期においてもX
線写真を比較して見せることが必要です．この場
合は，「初診時」「治療終了時」「経過観察時」と，
ご自身のX線写真と比較します（図5）．そのこ
とにより，良好に治癒している部位，セルフケア
への注意やプロフェッショナルケアが必要な部
位，治療にもかかわらず進行しつつある部位など
がわかり，よりいっそうの継続的な受診へのモチ
ベーションにつながります．

　最近では被曝量の軽減や現像システムの簡便さ
からデジタルX線写真も普及してきていますが，
その基本は「術者側の診断・経過観察に耐えるX
線写真が得られること」「患者さんへの説明の際
には規格化された大きなX線写真を用いること」
です．アナログ，デジタルに限らず，基本的事項
を守りながら上手な説明を心がけたいものです．

5 X線写真を活用しての患者説明 （デジタル編）

熊本市・松永歯科医院
水本　優 （歯科衛生士）

はじめに

　患者さんに対して歯や歯周組織の状態を理解していただくことは，その後の治療を行ううえで大切なことであり，X線写真は診断や患者さんへの説明になくてはならない資料の1つといえます．私たち歯科衛生士もX線写真を用いて説明することにより，患者さんに口腔内の状態を的確に伝えることができるようになります．

　当院では従来のアナログX線写真システムに加え，約5年前にIP方式のデジタルX線写真システム「ビスタスキャン」（Dürr Dental，ヨシダ）を導入しました．アナログX線写真においては，特にデンタルX線写真を患者さんに説明する場合，標準型で縦31×横41mmと小さく，そのままの大きさで説明に時として難しさを感じていました．また，撮影から現像，定着までに時間を要するという問題がありました．しかし，デジタルX線写真を導入したことにより，これらの問題が大きく解決されました．さらに，デジタルX線写真には，患者さんへ説明する際に便利な機能があるため，本稿ではそれらをどのように活用しているかをご説明します．

デジタルX線写真の導入で患者説明がより簡便に！

　IP方式のデジタルX線写真の場合，X線セン

サー（IP）が介在するとはいえ，撮影からスキャン，保存までが約1分と短時間にできるため，大幅な時間短縮が可能です．さらにX線写真撮影後のデータはサーバにて一元管理してあるため，LAN環境下においては子機を設置することで，各ユニットやカウンセリングルームにあるディスプレイにすぐに映し出し画像を程示できるという利点があります（**図1**）．また，デンタルX線写真を10枚法，14枚法で撮影した場合は，これらの画像をディスプレイに表示される規定の枠にマウントすることで，簡単に表示できます（**図2**）．

　デジタルX線写真の利点は，患者さんにX線写真を見ていただく場合に発揮されます．患者さんにとってX線写真を見るということは慣れないことであり，わかりにくいものであるようです．そこで，コンピュータで処理できるデジタルデータのメリットを活かし，X線写真を拡大して

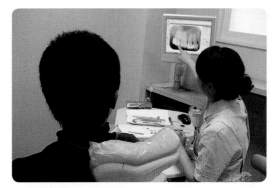

図1　デジタルX線写真はLAN環境下で各ユニットのディスプレイで共有できるなどのメリットがある

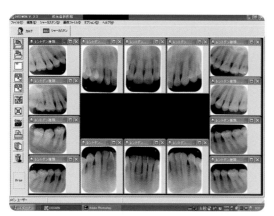

図2　デンタルX線写真は画像をディスプレイ上の枠にマウントすることで，簡単に表示できる

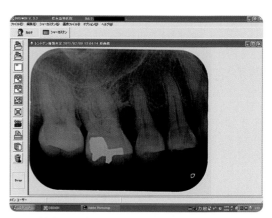

図3　拡大して表示することで，患者さんへの説明・モチベーションが容易となる

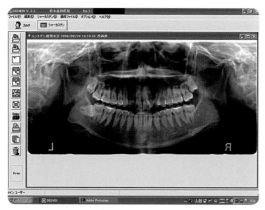

図4　左右反転も簡単にできるため，患者さんが自分の口腔内の状態と結びつけて考えやすい

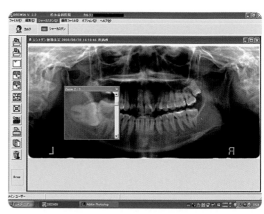

図5　左下の智歯と第二大臼歯の関係を説明するために拡大したパノラマX線写真

説明を行っています．アナログX線写真では，患者さんにはわかりにくかった歯石付着の有無や歯根膜腔の拡大，修復物，補綴物のマージンの適合状態なども，デジタルデータでは拡大することにより，よりわかりやすく見ていただくことができます．何より，患者さんが受けるインパクトが大きく，歯周治療はもちろん，ほかの歯科治療に対する動機づけに貢献できていると思います（図3）.

また，患者さんにとってX線写真は自分から見た場合と左右逆になるため，直感的に把握することが難しいようです．しかし，デジタルX線写真では画像の左右反転も瞬時にできるため，患者さんは自分の口と対比させて説明を聞くことができ，口腔内の状態を把握しやすくなります（図4）.

また，当院で使用している「ビスタスキャン」では，さらに画像の局所拡大もできるので，特にパノラマX線写真画像でその機能をよく用いています．図5は左下の智歯と第二大臼歯の関係を説明するために反転したパノラマの該当部分をさらに拡大しわかりやすく表示した状態です．さらに，経年的な歯や歯槽骨の変化を患者さんに説明したいときには，過去と現在のX線画像をすぐに並べて比較表示することができます（図6）.

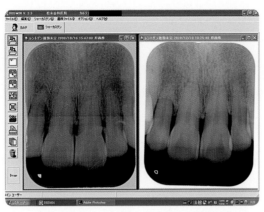

図6　過去と現在のX線写真を比較して表示できる

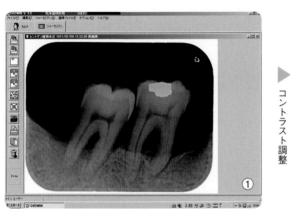

コントラスト調整

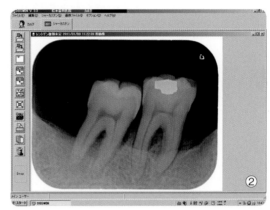

図7　コントラストを調整することで，軟組織の状態が観察できる
（①調整前，②調整後）

歯周組織をよりよく観察するために……

さらに，私たち歯科衛生士が歯周組織を見る際，歯肉の状態を把握することが大切な要素となります．歯槽骨骨頂部の歯肉の厚みを観察する場合，X線写真画像の濃淡やコントラストの調整を行うことにより軟組織が見えてきます．この場合，一般的にはコントラストを落とし，濃淡調整では明るくすることで歯肉の厚みが観察できるよ

うになります．これは歯周治療の際の大事な情報となります（図7）．

アナログX線写真は画質の美しさなどの利点があり，当院ではアナログX線写真も併用しています．さらに，デジタルX線写真を導入したことで患者さんへの説明がいままで以上に簡便になり，また，患者さんにとってもより理解しやすくなったようです．十分なインフォームドコンセントを行うための1つの資料として，デジタルX線写真は有効だと考えます．

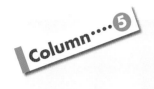

Column‥‥❺

規格性のあるＸ線写真撮影のための
院内トレーニング

熊本市・栃原歯科医院
栃原秀紀（歯科医師）

ステップ・バイ・ステップで学んでいく

当院に勤務する歯科衛生士には，入局が決まった時点で，Ｘ線写真についてまとめたレジュメや参考資料を渡して，十分予習してもらいます．入局後には，当院で撮影されたＸ線写真を見せて，規格性のあるＸ線写真がつねに撮影できることが必要であることを説明し，当院の資料収集に関する診療スタイルを理解してもらうよう心がけています．

次に，歯科医師や先輩歯科衛生士が実際にＸ線写真をセッティングし，撮影するのを見学してもらいます．このとき，手順や撮影時の工夫，患者さんにどのような言葉をかけているのかに注意しつつ，現像法や管理法についても十分説明し，理解してもらいます．その後，相互学習を行い，位置づけがいかに難しいか，患者さんにはどのような痛みや不快感があるのか実際に体験してもらっています．

ある程度理解ができたら，実際にＸ線写真の撮影補助を行いますが，はじめは必ず先輩歯科衛生士がつき添い，その場ですぐに間違いを指摘します．また，先輩歯科衛生士も教える側にまわることで，知識を再確認することができます．現像後は，歯科医師や先輩歯科衛生士がチェックをし，問題点を指摘し，改善案を提示します．

そして，Ｘ線写真の質を自分自身で判定できるように，①構図（位置づけ），②アングル（主線の方向），③黒化度とコントラスト，④現像処理といった項目に分けて，それぞれを評価するように勧めています．

ルーティンワークでも気を抜かない

慣れとは怖ろしいもので，注意深く行ってきたことでもだんだんとおろそかになってくることがあり，それは，Ｘ線写真撮影も例外ではありません．

当院では，前日に撮影した10枚法Ｘ線写真は，翌朝必ず専用のマウントに装着し，診療室中央にある大型のシャーカステンに挟んでいます（**図1**）．1枚1枚の画質や規格性ももちろん大事ですが，10枚，あるいは14枚並べてみて，そのバランスや画像の統一性をみる目を養うことも大事だと思っているからです．

そして私が診療前にチェックを行い，撮り直しが必要なものにはシールを貼るようにしています．経験を積んでくると，どこに問題があるのかすぐに理解し，次の来院時にはよりよいＸ線写真を撮影できるような撮影補助を心がけてくれます．

そして，そのＸ線写真を使って患者さんに説明するときは，担当歯科衛生士も同席し，話を聞いてもらっています．そうすることで，診断に耐えうる写真，規格性のある写真の必要性が理解できるはずです．

そのほか，定例の症例検討会や，年1回行っているスタディグループのスタッフ発表会なども，Ｘ線写真の規格性の大切さについてあらためて見直すよい機会となっています．スクリーンに大きく映し出される画像を見ると，いままで気がつかなかったことが見えてくるものです（**図2**）．

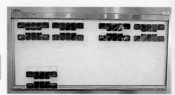

図1　診療室中央のシャーカステン
撮り直しが必要なものにはシールを貼る

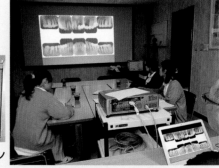

図2　定期的に行っている症例検討会の様子

編者・執筆者一覧

● 編著者

栃原秀紀 *Hidenori Tochihara*
歯科医師
栃原歯科医院
熊本県熊本市下通 1-10-28
Tel 096-352-3315

松田光正 *Kosei Matsuda*
歯科医師
松田歯科医院
熊本県天草市栄町 10-35
Tel 0969-22-2432

熊谷真一 *Shinichi Kumagai*
歯科医師
くまがい歯科クリニック
静岡県浜松市中区富塚町 1864-12
佐鳴湖パークタウン 8-1
Tel 053-412-0418

● 執筆者

牛島 隆 *Takashi Ushijima*
歯科医師
牛島歯科医院
熊本県熊本市健軍 4-14-10
Tel 096-367-8000

佐藤知子 *Tomoko Sato*
歯科衛生士

林 康博 *Yasuhiro Hayashi*
歯科医師
林歯科医院
熊本県菊池市隈府 108
Tel 0968-24-4182

川瀬恵子 *Keiko Kawase*
歯科医師
川瀬歯科医院
東京都江戸川区中葛西 5-42-3
ソレイユプラザ 3 階
Tel 03-5674-6788

須貝昭弘 *Akihiro Sugai*
歯科医師
須貝歯科医院
神奈川県川崎市幸区南幸町 2-8-1
オーベル川崎 101
Tel 044-533-8148

牧野 明 *Akira Makino*
歯科医師
まきの歯科医院
富山県高岡市野村 875
Tel 0766-26-1177

菊地武芳 *Takeyoshi Kikuchi*
歯科医師
菊地歯科矯正歯科
東京都江戸川区中央 1-14-21
Tel 03-3655-4618

髙木公康 *Kimiyasu Takaki*
歯科医師
髙木歯科クリニック
熊本県菊池市隈府 1329-1
Tel 0968-25-1963

松永 久 *Hisashi Matsunaga*
歯科医師
松永歯科医院
熊本県熊本市水前寺 1-18-20
Tel 096-386-0648

栗原明美 *Akemi Kurihara*
歯科衛生士
新外レッツ歯科
熊本県熊本市新外 2-2-18
Tel 096-360-3900

高木雅子 *Masako Takagi*
歯科医師
上通高木歯科医院
熊本県熊本市上通町 7-2
いづみビル 2F
Tel 096-354-9418

水本 優 *Yu Mizumoto*
歯科衛生士
松永歯科医院
熊本県熊本市水前寺 1-18-20
Tel 096-386-0648

後藤理恵 *Rie Goto*
歯科衛生士
林歯科医院
熊本県菊池市隈府 108
Tel 0968-24-4182

出口みき *Miki Deguchi*
歯科衛生士
東歯科医院
熊本県熊本市北千反畑町 1-1
Tel 096-343-3357

山口英司 *Eishi Yamaguchi*
歯科医師
新外レッツ歯科
熊本県熊本市新外 2-2-18
Tel 096-360-3900

索 引

本書は『月刊デンタルハイジーン別冊 歯科衛生士のための X 線写真
パーフェクトBOOK これでカンペキ！ 撮影補助＆臨床応用』（2011年
発行）を底本に，書籍として発行したものです．

月刊デンタルハイジーン別冊傑作選
歯科衛生士のための X 線写真パーフェクトBOOK
これでカンペキ！撮影補助＆臨床応用　　ISBN978-4-263-46331-4

2011年 5 月25日　月刊デンタルハイジーン別冊発行
2024年 2 月20日　月刊デンタルハイジーン別冊傑作選　第1版第1刷発行

著者　栃原秀紀

松田光正

熊谷真一

発行者　白石泰夫

発行所 医歯薬出版株式会社

〒113-8612　東京都文京区本駒込1-7-10
TEL.（03）5395-7636（編集）・7630（販売）
FAX.（03）5395-7639（編集）・7633（販売）
https://www.ishiyaku.co.jp/
郵便振替番号 00190-5-13816

乱丁，落丁の際はお取り替えいたします．　　　　　　印刷・真興社／製本・榎本製本
© Ishiyaku Publishers, Inc., 2024.　Printed in Japan